國家古籍出版

專項經費資助項目

全漢三國六朝唐宋方書輯稿

顧問 余瀛鰲

傷寒類書

佚名 撰

范行準 輯佚

梁峻 整理

中醫古籍出版社
Publishing House of Ancient Chinese Medical Books

圖書在版編目（CIP）數據

傷寒類書 / 佚名撰；范行準輯佚；梁峻整理
. —北京：中醫古籍出版社，2023.3
（全漢三國六朝唐宋方書輯稿）
ISBN 978-7-5152-2287-5

Ⅰ. ①傷… Ⅱ. ①佚… ②范… ③梁… Ⅲ. ①方書–中國–古代 Ⅳ. ① R289.2

中國國家版本館 CIP 數據核字（2023）第 034944 號

全漢三國六朝唐宋方書輯稿
傷寒類書　佚名　撰
范行準　輯佚　梁峻　整理

策劃編輯　鄭　蓉
責任編輯　李　炎
封面設計　牛彥斌
出版發行　中醫古籍出版社
社　　址　北京市東城區東直門內南小街 16 號（100700）
電　　話　010-64089446（總編室）010-64002949（發行部）
網　　址　www.zhongyiguji.com.cn
印　　刷　北京市泰銳印刷有限責任公司
開　　本　850mm × 1168mm　32 開
印　　張　11.25
字　　數　62 千字
版　　次　2023 年 3 月第 1 版　2023 年 3 月第 1 次印刷
書　　號　ISBN 978-7-5152-2287-5
定　　價　58.00 圓

序

在國家古籍整理出版專項經費資助下，《范行準輯佚中醫古文獻叢書》十一種合訂本于二〇〇七年順利出版。由於經費受限，范老的輯稿沒有全部整理付梓。學界專家看到這十一種書的輯稿影印本後，評價甚高，建議繼續籌措經費出版輯稿。有人建議合訂本太厚，不利于讀者選擇性地購讀，故予改版分册出版（其中包括新整理本）。

中國醫藥學博大精深，存留醫籍幾近中華典籍的三分之一。究其原因，昔秦始皇焚書，『所不去者，醫藥卜筮種樹之書』。漢興，經李柱國和向歆父子等整理，《漢書·藝文志》收載方技（醫藥）類圖書，分醫經、經方、房中、神仙四類，二〇五卷，歷經改朝换代、戰事動蕩，醫籍忽聚忽散，遭受所謂『五厄』『十厄』之命運。然而，由於引經據典是古人慣常的行文方法，所以『必托之于神農黄帝而後能入説』。前代或同代醫籍被他人引用、注明出處便構成傳承的第一個環節。唐代醫學、文獻學大家王燾就是這個環節的楷模。正是由於這個引用環節的存在，爲輯佚奠定了基礎，即一旦被引用的醫籍散佚，還可以從引用醫籍中予以輯録，這是傳承的第二個環節。范行準先生集平生精力，輯佚出全漢三國六朝唐宋方書七十一種。其中毛筆小楷輯稿五十八種一二二册，鋼筆輯稿十三種十三册。除其中有人已輯佚出版或輯稿内容太少外，本套書收載的是從未面世的輯佚稿計二十多種，十分珍貴。爲方便今人理解，特邀專家爲每種書作解題，同時也適度包含考證考異内容，前後呼應，以體現這套叢書的相對整體性。

輯稿作爲珍貴的資源，一是因爲它靠人力從大量存世文獻中精審輯出包括今人不易看到的内容。以《删繁方》爲例，該書有若干内容引自《華佗録袟》，不僅通過輯稿可以看清《删繁方》原貌，而且據此還可以看到《華佗録袟》的部分内容。這不僅對當今學術的古代溯源循證具有重要價值，對未來學術傳承也具有重大意義。二是雖然輯稿不一定能恢復原書全貌，或辨清原書作者、成書年代等項仍存在大量需要考證考異的問題，但正是這些不完善之處，却給後世學者提出了有學術研究價值的問題，如《華佗録袟》冠名華佗，而華佗因不與曹操合作遇害，留存文獻本就不多，即使存世的華佗《中藏經》，時至今日仍有爭議，那么，《華佗録袟》的眞正作者是誰？輯稿提供的線索對進一步考明其眞相也有意義。

范老輯稿大多依據唐代文獻學家王燾《外臺秘要》中著録的引用文獻出處輯出，但又不是全部，部分學術内涵還有《醫心方》《華佗録袟》等古文獻著録的線索。以此爲例，王燾原創的方法正是胡適先生所謂『歷史觀察方法』的學術源頭實例，也是文藝復興以來科學研究强調觀察和實驗兩個車輪之一。所謂觀察，不是針對一時一地的少量事物，而是大樣本長時段的歷史性觀察。天文學的成果就是通過這種方法取得的。中醫學至今還在使用這種方法。所謂聚類，本來是數理統計學中多元分析的一個分支，但用在文獻聚類中也是行之有效的方法。因爲中醫的藏象學説本身就是取類比象，其辨證也多采用類辨、象辨等方法，再説《周易·系辭》早就告誡人們『方以類聚』，聚類思想當然也是中醫藥學優秀文化傳統。梁峻教授申請承擔國家軟科學研究計劃『中醫歷史觀察方法的聚類研究』（2009GXQ6B150），圍繞文獻的引用、被引用以及圖書散佚、輯佚等基本問題，運用聚類原理，應用計算機技術，從理論到實踐，闡述了中醫學術傳承中的文獻傳承范式，揭示了歷史觀察方法的應用價值。

輯稿既然在文獻傳承中具有關鍵作用，二〇一五年，經中醫古籍出版社積極響應，以《全漢三國六朝唐宋方書輯稿》爲題，又申請到國家古籍整理出版專項經費。以此爲契機，項目組成員重振旗鼓，經共同努力，將二十種散佚古籍之輯稿，重新整理編撰爲二十冊，并轉换成繁體字版，以便於臺港澳地區以及日本等國學者參閱。值此輯稿即將付梓之際，本人聊抒感懷以爲序！

中國中醫科學院中國醫史文獻研究所原所長、
榮譽首席研究員、全國名中醫
余瀛鰲

戊戌年初秋于北京

原序

追求健康長壽是人類共同的夙願。秦皇漢武雖曾尋求過長生不死之藥，然而，死亡却公平地對待他們和每一個人。古往今來，人類爲延緩死亡、提高生存質量付出過巨大努力，亦留下許多珍貴醫籍。其承載的知識，乃是人們長期觀察積累、分析判斷、思辨應對的智慧結晶，并非故紙一堆，有可利用的一面。

醫籍損毁的人爲因素少。始皇不焚醫書，西漢侍醫李柱國和向歆父子對醫籍都進行過整理，但由於戰亂等各種客觀原因，醫籍和其他典籍一樣忽聚忽散，故有『五厄』『十厄』等説。宋以前醫籍散佚十分嚴重。就輯佚而言，章學誠認爲，自南宋王應麟開始，好古之士踵其成法，清代大盛。然輯佚必須辨僞，即甄别軼文僞誤、訂正編次錯位、校注貼切，否則，愈輯愈亂。

已故著名醫史文獻學大家范行準先生，生前曾在《中華文史論叢》第六輯發表《兩漢三國南北朝隋唐醫方簡録》一文。該文首列書名，次列書志著録，再次列撰人，最後列據輯諸書，將其所輯醫籍給出目録，使讀者一目了然。由於種種原因，范行準先生這批輯稿未能問世。近年，范行準先生之女范佛嬰大夫多次與筆者商討此批輯稿問世問題，筆者也曾和洪曉、瑞賢兩位同事拜讀輯稿并委托洪曉先生撰寫整理方案，雖想過一些辦法，均未果。去年，經鄭蓉博士選題、劉從明社長批準上報申請出版補貼，國家古籍整理出版規劃領導小組成員余瀛鰲先生斡旋得以補貼。于是，由余先生擔任顧問，筆者與洪曉、曉峰兩位同事分工核實資料、撰寫解題，劉社長和鄭博士負責整理編排影印輯稿，大家共同努力，終于使第一批輯稿得以問世。

本次影印之輯稿，精選晉唐方書十一種二十冊，上自東晉《范東陽方》，下迄唐代《近效方》，多屬未刊印之輯複者。各書前寫有解題，説明考證相關問題、介紹内容梗概、提示輯稿價值等。其中，《删繁方》《經心録》《古今録驗方》《延年秘録》之解題由梁峻撰寫，《范東陽方》《集驗方》之解題由李洪曉撰寫，《纂要方》《必效方》《廣濟方》《産寶》《近效方》之解題由胡曉峰撰寫。爲保持輯稿原貌，卷次闕如、内容散漫者，仍依其舊。所收《删繁方》一書，雖作者謝士泰生平里籍考證不詳，但其内容多引自佚書《華佗録袟》，該書存有中醫理論在古代的不同記載，如皮、肉、筋、骨、脈、髓之辨證論治方法等。現代著名中醫學家王玉川先生曾提示筆者要重視此書的研究，筆者亦曾研讀，并指導幾位研究生從不同角度開展工作，多有收穫。

范行準先生之輯稿，均很珍貴，具有重要的文獻與研究價值。此次影印出版，定名爲《范行準輯佚中醫古文獻叢書》，其他輯佚图書將陸續影印出版。筆者相信，輯稿影印本問世，對深入研究晉唐方書必將産生重要作用。欣喜之際，謹寫此文爲序。

梁　峻

二〇〇六年夏於北京

《傷寒類書》解題

梁峻　鄭蓉　張磊

今人王瑞祥主編的《中國古醫籍書目提要》（中醫古籍出版社二〇〇九年出版）下卷第十三類『亡佚書』中有該書信息，即『著者佚名，文淵閣書目：傷寒類書。一部一册，闕。醫方類聚（引用諸書）』（第一六三三頁），據此信息可知《傷寒類書》屬於散佚書。既已散佚，范老又有輯稿五卷，整理傳承是有必要的。值得注意的是，輯稿五卷和文淵閣書目『一部一册』的著録信息不同，所以要問個為什麽？因『一部一册』信息有歧義，是五卷合訂為一册？還是一卷一册？由於著録『闕』，所以無法核對，也無法發現新的信息。思考再三，索性基於輯稿内容珍貴這一認知，即便『著者佚名』，整理傳承其内容也是有價值的。

范老的輯稿共分五卷，分五册線裝，雖然和文淵閣書目所謂『一部一册』之説不同，但從内容看，第一卷的首標題『活人證治賦』，似曾相識。首先應核實標題中的『活人』二字。佚名氏著《傷寒活人大全》、宋代朱肱編撰的《類證活人總括》書名都有『活人』二字，宋代楊士瀛編撰的《傷寒類書活人總括》，既有『活人』二字，又有『傷寒類書』四字，故應從書名相似度大的楊氏書開始核實，可能會有收穫。楊氏書第一卷的首標題『活人證治賦』，和輯稿完全一致；再核對本卷具體內容，也基本一致。

繼續核實下去，《傷寒類書活人總括》，是楊士瀛在研究仲景《傷寒論》和朱肱《類證活人總括》基礎上，結合自身臨床體會撰成的書，現存有元刻本、明刻本和清刻本。該書共七卷，和范老《傷寒類書》輯稿的書名、卷數、卷二至卷五標題都不同。這是為什麼呢？范老輯稿卷二末注明『類聚卷三十五，傷寒門九，葉一至三十一』；卷三末注明『類聚卷三十五，傷寒門九，葉三十一至六十六』；卷四末注明『類聚卷三十五，傷寒門九，葉六十六至百三』；卷五末注明『類聚卷二百三十，婦人門二十五，葉六十六至六十八』。經過核對，范老輯稿是將《醫方類聚·卷之三十六·傷寒門九·傷寒類書二》的內容一分為三，傷寒傷風脉證至惡寒為卷二；背惡寒至咳逆為卷三；乾嘔至直視為卷四，卷四中還包括《醫方類聚·卷之三十六·傷寒門十·傷寒類書三》的內容；譫語至藥方部分為卷五，卷五中還包括《醫方類聚·卷之二百三十·婦人門二》產婦傷寒部分。

經過對輯稿書名、卷數、各卷標題、具體內容的核對及所涉問題的考訂，項目組認為：①范老的《傷寒類書》輯稿花費很大氣力，應該搶救性整理傳承。②范老輯稿輯自《醫方類聚》，此書系明初（一四六五年始）朝鮮人金禮蒙等編撰初刊、現仍存世的醫書，范老有生之年看到此書並從其中輯出《傷寒類書》五卷內容，具有歷史性傳承功績。③范老輯稿《傷寒類書》五卷內容和《傷寒類書活人總括》七卷內容（上海圖書館館藏善本，宋景定元年至五年版本，簡稱『宋景定本』），大致相同，惟卷次不同。④初步認為金禮蒙編撰《醫方類聚》時並未看到『宋景定本』，或看到後調整了卷數、標題名等，但內容未做增刪，抑或依據該書的其他版本而成。⑤范老輯佚時只看到金禮蒙的本子，而『宋景定本』可能當時並未公開上架，也未做編目宣傳，推測范老應該也未曾看到。即使是當代人所處的二〇一三年，也不方便能直接目睹該善本的紙質原本，所以，把范老的輯稿整理後印行，也能對一睹該書內容的中醫專家學者有所幫助。⑥既然發現了宋版《傷寒類書活人總括》七卷本，出版社應單獨立項對該書進行整理，使其傳承下去。

目錄

傷寒類書卷之一

活人證治賦 理內通微 攻取陰陽

論風寒暑濕溫熱諸種脈證治法

風緩寒緊 太陽病自汗脈浮緩爲傷風用桂枝湯無汗脈浮緊爲傷寒用麻黃湯傷風證見寒脈傷寒證見風脈則二藥兼用張氏云凡服桂枝湯而吐者其後必吐膿血證可汗證服麻黃湯之後發煩目瞑劇者必衄血衄乃解尋常感冒不換金正氣散加川芎枳實肉桂去人參敗毒散與之世俗多以五積散爲常用之劑然其用藥溫燥但可施之寒溫其他證候服之誤人

暑虛熱洪 中暑與夏月熱病外證皆相似但中暑脈虛弱肢節不疼熱病脈洪盛肢體病重中暑与麻薷散小柴胡湯小便不通

五苓散　夏月熱病用藥不可太溫如表證
當用桂枝湯麻黄湯之類須以黄芩升麻佐
之甚有表裏俱熱經日不解而脉數去竹葉
湯可量與之　中暑何以脉虛暑傷氣而不
傷形熱則氣散也夏月
登途十神湯亦能解暑
春曰溫斑曰毒
春病曰溫
脉浮緊甚病經夏至以前是也　春病發斑
癍者曰溫毒寸脉洪數尺脉實大甚病重蓋
陰氣衰而陽氣盛也　春溫升麻葛根湯熱
多者小柴胡湯　溫毒用敗毒散葛根橘皮
湯並加紫
草芍藥
壞如瘧痓如風
壞病曰溫瘧尺寸
脉弦盛先熱後寒
吐汗下積之餘證也溫瘧先熱後寒及寒熱
相等者並小柴胡湯先寒後熱小柴胡湯加
桂若脉緊實大便秘大柴胡湯下之　痓如
風癎脉沉遲弦細項背強急身体反張　剛痓
無汗柔痓有汗先識譯去發剛痓先手足冷
者發柔痓並屬太陽蓋先傷風又感寒濕致

之陽沉於陰之中故其脈沉細痙最難瘥十
救一二濕家昔汗大過亦作痙剛痙麻黄葛
根湯柔痙桂
枝加葛根湯
風溫濕溫自汗多發汗逆風溫
脈浮
張氏云寸脈浮滑尺脈濡弱蓋素傷於風因
而傷熱所致也濕溫寸脈濡弱尺脈小急素
傷於濕因而傷暑所致也外證並多自汗譫
勿發表表汗則逆 風溫人參羌活散小柴
胡湯萎蕤湯 濕溫通用除濕湯五苓散濕
氣勝多痛大便滑与术附湯暑氣勝煩渴大
便秘白虎
加蒼术湯
風濕中濕有便秘與便通濕風脈
浮虛大
便 秘小便利身痛微腫風氣与濕氣相搏然
也 中濕脈沉緩大便利小便秘身痛發黄
風雨霧露山澤蒸氣然也 風濕通用敗毒
散小便不利者五苓散 中濕通用除濕湯
五苓散大便利小便亦自
利术附湯已上總名傷寒

論陰陽虛盛表汗裏下及表裏餘證

原夫陽虛則陰從內出而惡寒陰虛則陽自外入而結熱經云陽虛則外寒陰虛則內熱陽虛於表故陰出而乘之所以惡寒而皮虛怯寒也陰虛於裏故陽入而乘之所以結熱而燥胃乾而大便鞕秘也出入之間寒暑則變惡寒者為表邪汗則必愈結熱者為裏邪下之隨徹陽虛陰盛表病裏和汗之而愈屬桂枝湯麻黃湯葛根解肌湯陰虛陽盛裏病表和下之而愈屬小承氣湯大柴胡湯大承氣湯隨輕重而度用之不過除邪輔正而已原謂四句汗下綱領表證脈浮裏證脈實有似察脈以辨其表裏驗證以為其汗下治法無餘蘊矣脈微遲壞病虛煩咽乾諸血汗動氣並不可汗

脉浮濇小便清或少嘔吐厥非汗候又不可
逆唯塞誌動氣並不可下
下表裏無證俱解和非汗證又非下證小柴
胡湯隨證加減為良解
表加桂通裏加枳殼半表半裏證亦主之酸
寒厥和解散可以發閒若經多日不大便
目中不明了或熱不止脉雖浮
數可小承氣湯大柴胡湯下之有浮脉復作
裏煩內外俱見惟滲泄滲泄以五苓散利小
便若不大便而小
便反清者與桂枝湯若心下滿大便鞕頭
汗出微熱與小柴胡湯又桂枝人參湯
可理中湯加桂可以解表和裏桂枝加大黃
湯可以解表攻裏皆主治表裏俱見之證
論隨變隨應不可拘以日數及榮衛府
臟受病淺深

意曰脉以證別證因脉尋擬脉以驗證問證
而对脉證以此脉
亦以此一依條例用藥證与脉時用例加減
於其間證与脉大異則消息揣量候其形見
然後以其證其藥條例主之
凡治傷寒貴乎纖悉問證
陽脉浮長弦而
盛陰數細微緩而沉
太陽脉浮陽明脉長少
陽脉弦太陽脉沉細少
陰脉沉帶緊厥陰脉微緩尺寸俱为此手
六經之六經經有十二傷寒只傳足六經
始
證遍陽盛乃下胃府
始日病便乃陽盛入内
之證即屬陽明陽明即
胃府也用小承氣湯下之
不必拘以一二日在太陽
初日若臟病直瀉
少陰
陽受病則在腑陰受病則入臟發於陽
則先屬太陽發於陰則先屬少陰此二
經受病最多　若初日病便作脉沉厥冷惡
寒即是少陰用乾薑甘草湯四逆湯溫之少

陰反發熱證麻黄細辛附子湯少陰為陽
太陽膀胱合為臟腑此二經受病最多者
諺曰傷寒偏打下虛人是也如脈浮多日以有表但病在
太陽而究心張氏云凡病至十餘日太陽證猶在而脈浮者但治太陽不可
拘以日數桂枝麻黄各半湯主之皮膚為衛血脈為營營行
中衛行外衛行脈外在皮膚營行脈中在血脈風傷衛氣其病淺故用桂枝湯
以解肌營傷營氣其病深故用麻黄湯以發汗合而謂之太陽表證也肌肉層
胃屬陽證臟屬陰證胃入裏臟尤深營衛之下為肌肉陽明主之肌
肉之下為臟三陰主之胃屬陽證之裏臟屬陰證之裏入胃當下入臟當溫胃腑為裏臟
則又深於裏之裏

論一證之中有表有裏

豈不以惡寒一也外熱屬陽無熱屬陰太陽惡寒

脈浮有熱用桂枝湯麻黄湯少陰惡寒脈

沉無熱用理中湯四逆湯太陽厥陰皆不

惡寒然厥陰只有一證大汗出熱不去內拘

急肢体疼下利厥逆不惡寒者四逆湯主之

發熱一也不渴爲表見渴爲裏表有熱不渴小柴胡加桂

裏有熱口燥煩渴引熱四肢厥而脈滑白虎加人參湯欲知內有熱內無熱但以飲食者

冷者熱試之太陽發熱則惡寒陽明發熱則自汗少陽發熱則嘔有先溫乃

汗之證厥陰下利腹滿身疼先溫裏乃發表溫裏用四逆湯發表用桂枝湯有

先解後攻之理太陽病不解熱結膀胱其人者忘如狂而血自下下者愈

若外不解可先與桂枝湯外已解但身疼作
小腹結急乃以桃仁承氣湯攻之
熱診之浮則腑候外而體痛自利沉而得則
臟家病起均是身體疼痛脈浮發熱者表未
解用桂枝湯脈沉自利者裏不
利用四逆湯凡下利須辨陰陽三陽下利
身熱太陰下利手足溫少陰厥陰下利身冷
熱而悸滿噦曰支飲涼而脇壁嘔為裏水身熱
乾嘔嗽喘結利心下悸此為表有水小青
龍湯汗之身涼乾嘔汗出短氣微嗽微利
心下痞滿引脅鞕痛此為表已解而裏有
水十棗湯下之經云詩有水氣目下微腫體
如火反欲被寒在骨髓熱在皮膚身極冷猶
惡衣寒在皮膚熱在骨髓表熱裏寒身脈沉
而遲先與陰殷湯

宜已用小柴胡湯加桂　裏熱表宜去狀九
熱厥脈沉而滑亢與白虎加人參湯熱已用
桂枝麻黃各半湯　又少陰惡寒而
踡時煩不欲厚衣大柴胡湯下之

論病在三陰當溫病在胸膈可吐及合
病併病治法誤汗誤下失汗失下諸變

證

大抵無身熱無頭疼則溫以陰證之劑身熱頭疼
多是陽證三陰證例無身熱無頭疼蓋謂陰
經脈上至頸而不至頭故也理中湯甘草乾
薑湯四逆湯溫之　惟厥陰喉吐涎沫有頭
疼而無身熱用吳茱萸湯　少陰有反發熱
而無頭疼然其脈沉不可誤下以麻黃細辛
附子湯溫而表之　但陰證俱無大熱亦無

汗縱有微热亦或下利手足厥也世俗不識陰證者多每遇傷寒必欲發汗請以上項條例鑑之

有痰妨有胸滿則吐其膈上之忪痛在胸膈或多痰或邪氣妨滿而悶悶者可吐之用瓜蒂散梔子豉湯或鹽湯脈微者不可吐只用半夏茯苓枳壳桔梗陳皮之劑

三陽明俱可下惟合病惡寒者有表當汗 太陽陽明本太陽病因汗下利小便後胃中燥大便堅小便難屬脾約負不惡寒反惡热大便秘或譫語屬調胃承氣湯 小陽陽明本少陽病因發汗利小便後胃中燥大便難亦屬調胃承氣湯正陽陽明乃本經自病屬小承氣湯大承氣湯三者俱可下惟太陽陽明合病而有惡寒之證此則病在表却當下之用麻黄桂枝各半湯 又喘條太陽陽明合病喘而胸滿者不可下可与麻黄湯蓋麻黄主喘故也

少陽陽明合病下利脉弦者木尅土者曰負不治併太陽在外解若
歸根入胃去本條用攻太陽陽明先合病然後併歸一經但見太
陽證者可汗但見陽明證去可下所以陽盛有桂枝之禁陰
多戒承氣之衝桂枝下咽陽盛即斃以火濟火也承氣入胃陰盛以乾以
水濟水也當下而汗為無陽而厥竭為讝語當汗
而下為瘀氣為懊憹而結胸當下而誤汗則外泄其正氣內
之邪氣乘虛而出焉當汗而誤下則內泄其正氣外之邪氣乘虛而入焉又有伏陽證復
而脉沉伏尤不可誤用熱藥溫之輕則變證重則害人常須體認下厥上竭去由其妄
汗動血口鼻耳目有血出也懊憹者真氣內虛客氣動膈懊憹煩鬱之狀失下

則血凝氣滯以熱厥當下不下血氣不通故
熱深則厥深也熱厥初
得病多有熱其脈沉滑指失汗則熱閉狂忘
而取溫小承氣湯主之
而蓄膿當汗不汗蓄熱化為毒血妄亦火狂
昏迷譫語心悸譫矣眼閉目紅漱水
燥煩喘滿痛悶背熱膚閑背冷足冷小便多
大便黑小腹結急皆血證也輕者犀角地黃
湯重者桃仁承氣湯三黃負抵當湯負取盡
黑物為度若外不解者用先解後攻保例
經云血在上則忘血在下則狂下後脈數久便堅當解痰紅
之毒無表裏證已下後脈數不解消渴易飢
至六七日不大便者有瘀血也屬抵當
湯少者熱壯與斷下特加熱悶之因少實人
壯熱下
利若用藥止之則
特加熱悶而死矣

論寒證投藥不可輕用

脊强失無汗煩燥而脉浮緊者可服青龍無汗脉緊為傷寒煩燥脉浮為傷風若無汗而煩燥其脉浮緊此為傷風見傷寒證候風寒俱盛小青龍湯汗之無汗喜渴而脉單浮者勿投白虎無汗脉浮表未解而陰氣盛雖渴不可用白虎大寒可小柴胡湯若汗後脉洪大而渴則為裏有熱乃可用白虎湯或脉浮滑而渴則為表裏皆熱亦可用白虎湯蓋滑在浮之下主血氣實滑脉當作裏證大抵白虎湯主病在太陽陽明之間甚全謂太陽則表證已解全謂陽明則大便不結蓋表裏之間有熱故用之然而當用白虎湯者可且與竹葉湯用熱遠熱之為當用寒遠寒而收愈冬溫夏清用藥

亦無謂。如夏月桂枝湯加黃芩，冬月柴胡湯
加桂是也。嗜飲酒者，不可用桂枝；湯嘔者，不
可用生薑。傷寒服藥中，陽明自汗，引飲似
病可止，後服不必再劑。
五苓散如可任進。陽明汗多，以利小便為戒，
汗多則胃燥，雖渴不可用
五苓散，恐利其小便，胃愈燥也。太陽自汗數，
可竹葉湯。竹葉湯證與其他不同。
尿則桂枝湯不容妄取。桂利小便，自汗數，
津液已泄，故不可與。
桂枝湯證服桂枝以之便厥，但用甘草乾
薑湯、芍藥甘草湯，甘辛以表之，皆去桂甘發
散為陽藥，以甘辛湧泄為陰劑，惟酸苦
陽虛陰盛，
汗之則愈，故用甘辛發散以助陽。甘辛之藥
為助復其陽氣也。陰虛陽盛，下之則愈，故
用酸苦湧泄以助陰。酸苦口嚼咬齒，大承氣
之劑為助復其陰氣也。

剛痓咬齒口噤胸滿腳攣大承氣湯主之吐取豉行瓜蒂散梔子豉湯皆用豉

奔豚動氣用桂心動氣曰奔豚桂利小便而泄之故動氣藥中多用桂

大抵水結不散氣與之搏所發奔豚治法多利小便謹勿汗下或用理中湯去朮加桂蓋胃惡燥故去朮也

嘔由薑主嘔家聖藥是生薑千金之說信矣然氣逆作嘔生薑散之痰與水作嘔半夏逐之嘔有熱有寒生薑於寒證最便若遇熱嘔不可無烏梅

論脈證順逆及法無證不治

又當知陰病陽脈與汗後而平靜者活陽病陰脈兼汗已而疾洪者亡陰病陽脈則不成陽病陰脈則不求

得汗而脈靜者生汗已而脈燥疾者死故汗後復熱其脈燥疾狂言不食曰陰陽交不治

凡汗後復热脉浮数或洪大者表證猶在當再汗之若脉沉实則下之 尺寸脉俱虛而热不止者不治七八日已上發大热者難治發濕家汗則成痓热而痉者不治又厥逆冒昧無脉服藥以脉不至或脉暴出者並死厥而煩加吐瀉腎證未易保少陰證四肢厥冷吐利煩燥不治蓋真陽氣絕而雇陽独用也厥而利反能食除中何以當厥陰證厥逆下利當不能食反能食者曰除中不治張氏云胃中取出熱粥或氣出呃入則出蓋暴多食一頓而絕也悶或肢冷臍硬張口出氣乾嘔或目睚陷不治上氣喘癮心下痓悶不治四肢冷臍下痃痛為石硬者逆或口噤汗戰或肝月弦上傷汗出如油口噤肉戰呷吟喘促者死 六七日傳厥陰經脉来浮緩此為胃氣全其病欲愈禁

衛將復宂起作而大汗解若脈弦為厥陰肝經移氣尅土脾受賊邪不治故有耳聾舌卷
囊縮之證又陽明少陽合病下利脈弦木克土不治兩感之與臟結臟
厥兩感乃陰陽二經復傳最惡不治有本條臟結者證如結胸舌上胎滑雖能飲食
然時時下利腸腹引陰筋急痛不治有本條臟厥者七八日肌膚冷下利發燥無時暫安
不治多日而為毒陰毒陽陽氣暴絕病為陰毒陰氣暴絕病為陽毒
不得汗不能復其正氣然此二毒隨氣逆上結伏於胸中皆令人心腹筋痛有自利者有
用藥而不得利者並要隨其宂溫而利逆之庶幾毒泄則暴絕之氣復榮衛流行自然大
汗而解矣藥證詳見本條凡陰陽煩燥結胸二毒急作投藥過六七日者不治大
結胸證具更加煩燥者逆蓋陰氣而絕而脈陽不生也
重暍尋衣而直

視誤發濕溫汗曰重暍不能目直視口鼻黑手尋衣縫最逆形体黯慘直視揉頭為心

絕不治狂言直視遺尿為腎絕不治喘滿下利妄言直視亦死又日晡潮熱獨語直視

火怵惕甚則循衣摸床但讝語者承氣湯下之下後脈弦者生脈濇者死弦為陽濇為陰是

陽病見陰脈也傗聲吃逆厥陰唇青舌卷黑而腎囊縮者死傷寒腹滿而泄者

咳逆不止者死離經代脈以指按脈離經一呼一外至為不及至脈離

經一呼三至為大過惟陰陽易二證有之代脈動而中止不能自還因而復動元氣絕

也益不治張氏曰脈乍數乍疏者死又曰傷寒脈結代心動悸炙甘草湯主之

論變例法當通變

斷之曰陽明無汗少陰反熱取表以溫陽明反無

便當是鞕之誤

日

汗皮上如虫行此以久虛用术附湯建中湯
溫之又陽明脈浮無汗而喘可發汗用麻黃
湯又陽明脈遲汗出微惡寒表未解也
用桂枝湯 少陰反發熱脈雖沉麻黃細辛
附子湯微汗之又少陰反發熱自利厥逆無
脈用通脈四逆湯又少陰病二三日常見少
陰元陽熱中滿之證用麻黃附子甘草湯少
陰亦有反自汗證見無陽咽痛條 太陽腹
滿脈浮与少陰口燥陽明汗多急攻其內少陰
桂枝湯
口燥咽乾血渴恐胃汁乾大承氣湯急下之
者口燥自利心下痛則為積證亦用承氣湯
少陰無寒而躁時煩不欲衣被為表寒裏熱
大柴胡湯下之少陰多日脈腹滿不大便可
與承氣湯陽明發熱汗出多恐胃汁乾大承
氣湯急下之 又太陽結熱在裏往來寒熱
太陽發熱吐利心下痞便太陽無表裏證發
熱多甘大便難並用大柴胡湯下之此亦變

例下利滿下縮囊皆陰證之下齊太陰腹滿時痛桂枝

加大黃湯若腹滿而脈浮則表證猶在只用桂枝湯微汗之厥陰舌卷囊縮為毒氣入

臟承氣湯下之厥陰下利讝諸脈不微細与小承氣湯溫漏虛溫濇脈

乃陽家之溫藥太陽證發汗漏不止拘急惡風太陽濕八九日身煩疼

脈虛浮濇通用桂皮加附子湯芍藥甘草附子湯太陽七八日脈細惡寒為陰陽俱虛黃

者建中湯太陽風濕身体腫疼汗出短氣惡風小便不利甘草附子湯太陽心中悸而煩

燥小建中湯太陽汗後或下後痛不解而煩燥茯苓四逆湯至若陰極發

燥脈沈遲熱極發厥脈沉滑与夫陰證似陽脈沈微

陽證似陰脈沈滑又當識脈之所在物極而反宜署劉隻

證雖疑似脉可推尋數熱遲寒陰陽别矣
又陰盛膈陽證身冷煩燥而不欲水者是霹
靂散主之 厥有二證初得病身熱煩躁大
小便秘以至於厥者為熱厥其脉沉滑而下
之初得病身不熱大小便利常凌清而厥者
為冷厥其脉沉遲可溫之又有發寒熱而厥
者面色不澤眩冒無脉急與麻黄甘草附子
湯以汗之汗解則生服藥無汗或脉不至者
不治凡當下者如更有他證相妨切須日用
和解俟其他證已退即依汗下法謂其脉來
微遲虛 不可汗下且與建中湯輩四肢厥
冷不可汗下且與通和血脉臍間動氣不可
汗下且與理中湯去术加桂俟其脉不微遲
虛濇俟其四肢已和俟其動氣不作然後詳
審表裏而汗下之至若陰胃當下厥冷脉微
下未可下且與枳梗湯之屬熱厥當下疑似
未辨且以理中湯試之謹勿尚急急則誤誤
則不可救解戒之哉 妊娠傷寒產前安胎

產後調血川芎香附為要藥血虛以小柴胡主之汗下溫法酌量而已傷寒多日忽然渾身癮疹發處而癢此乃用藥中病陰陽分別榮衛流行病氣自毛竅中出也他病亦然

小兒驚風發搐
將產亦然是

傷寒救法張長沙開其源朱奉議導其流前哲後賢發明秘妙吾儒之孔孟矣世有謂傷寒論其辭艱深亦有以問答繁多增益意度議法人書者多見其不知量也活人宗師張朱作古是編刊布不敢名稱使學者稽為驗以決以溯古人之用心皆知

起效

傷寒總括

調理傷寒統論

傷寒汗下溫之法最不可輕擬脈以驗證問證而對脈太陽者陽證之表也陽明者陽證之裏也少陽者二陽三陰之間太陰少陰厥陰又居於裏總而謂之陰證也發於陽則太陽為之首發於陰則少陰為之先太陽惡寒而少陰亦惡寒但太陽之脈多浮少陰之脈

沉细与其他证状亦自异也 发热恶寒身体
疼痛或自汗或无汗是为表证可汗 不恶寒
反恶热手掌心并腋下濈濈而汗 口燥胃乾
肚热腹满小便不常不自不少而大便秘鞕
是为里证可下 厥冷拳默自利烦躁而无身
热头疼是为阴证可温 单浮身浮洪浮数浮
陆者 此表病之脉 滑实弦阴中间数盛者 此
里病之脉 沈而微细伏者 此阴病之脉 在
表者 邪搏於荣卫之间 在里者 邪入於胃府

之内胃府而下少陽居焉若傳次三陰則爲邪氣入臟矣胃府爲府庫之府故謂之裏少陽一經惟小柴胡湯和解之三陰之經曰臟大抵以剛劑溫之營與衛均爲表也亦均可汗也然自汗者爲傷風風傷衛氣衛行脈外其脉浮緩而病尚淺則以桂枝湯助陽而汗之輕無汗者爲傷寒寒傷營氣營行脈中其脈浮緊而病稍深則以麻黃湯助陽而汗之在營衛固爲表也胃府亦可以爲表也然六府臟而言表裏則在府者謂之表在臟者謂之

裏胃取法府可以表言若合營衛府臟而分之則表在營衛之所行裏在胃府之所主而臟則又深於裏在矣營衛屬太陽從胃府屬陽明從臟屬三陰經審病問證辨名定位真知其為表邪則汗之真知其為裏邪則下之真知其為陰病則溫之表有邪則為陽虛陰盛而發表之藥溫裏有邪則為陰虛陽盛而攻裏之藥亦陰經受邪則為臟病而溫陰之藥亟是三者貴乎得中否則寧可不及亦不可太過得中者上也

不及者次也夫苟太過則斯為下矣蓋以中
者以此而汗以微而下又以微而渴桂枝承
氣救之不若薑附理中發而必中重者用藥
緊輕者用藥微不背陰陽經合法度故曰以
中者上也寧可不及者證與脉大同而小異
名與證似異而實同皆無取汗而三分之
劑散之皆無可轉下而三分之劑導之皆純
剛温熏而助温之劑扶持之未可汗下者與
之和解未可遽温者且安其中蓋猶未也則

增減於其間，細細而加消詳，徐徐而然，條理雖未盡善，亦無傷害。故曰寧可不及，其次也。大過者，粗工不知深淺，輕率妄動者為之。或問證而不知脈，或執脈而不對證，或名實之不辨，或日數之為拘，遂有汗下太早之失。其者議曰不問陰陽，當汗而反下則為痞為結胷，為懊憹；當下而反汗則為譫語，為亡陽動經，為下厥上竭，至於陽厥似陰之類，誤以剛劑投之，舌黑發狂，悶亂而斃，性命至貴不輕

試氣故曰夫湯太過則斯為下矣大抵治傷
寒有法與治他病不同條例昔自華佗進病除
已剋少差生死立異古之人處方立論曰可
汗曰可下曰可溫曰和解曰少與曰急下曰
隨證涼泄與夫先溫其裏乃發其表先解其
表乃攻其裏謂知音者著綱立綱有條不紊
此固治中者之事也若根固所謂有病不服
藥常得中醫許仁則以為守過七日或為治
計此能事可不及之意乎至叔和善脈而且

以寒氣為戒初廣世著方而論傷寒一概且
謂麻黃桂枝既係於其道則莫之敢為又既
所以為太過去之戒乎論而至此則知古人
之立論甚嚴而傷寒汗下溫之法其不可執
也信矣雖然汗下溫之法固自有定論也說下
云傷寒六七日目中不了了無表裏證脈雖
浮亦有可下者少陰二三日無證亦有可汗
者陰證四逆法當用溫而四逆散中有柴
胡枳殼此豈庸下語哉因醫在九流之中既圖

榖之士又只与證也何者肺雖得而亦可下者無表裏證謂六七日大便難也藉使大便不難其敢輕下乎少陰病亦有發汗者謂陰證初病便屬少陰而反發熱少陰本無熱今反發熱者是表猶未解故用温藥微取其汗也藉使身不發熱其敢輕汗之乎四逆湯用薑附四逆散用柴胡一熱一寒並主厥逆固不侔矣然傳經之邪與陰經受邪初病便厥者不同故四逆散用藥當主先陽而後陰

也四逆湯用藥热主陽不足而陰有餘也其
敢例視陰證一切溫之殊不特此爾傷寒有
始得病其脈沉數外證腹滿口燥煩渴而為
陽盛入內之證醫者以下利攻之不可緊以
一二日太陽而無表也前所謂陰證傷寒初
病以未便見脈沉厥冷惡寒更無頭痛可是
少陰受病之證醫者以乾姜附子等溫之又
不可緊以三陰傳次先太陰而後少陰也若
張氏之論日數則日日數雖多但有表證而

脉浮去橘而發汗日數雖少若有裏證而脉
沉實者可須下之是日數之不可拘也凡此
孫思邈云服承氣湯得利謹不中補熱氣得補
復成此形以言實熱也王叔和有曰虛熱不
可大攻熱去則寒起此形以言虛熱也二人
之言殊途同歸是虛實之不可不辨也凡此
又次之濕熱同實而不同名是濕風異稱而
有屬病異氣之相乘他邪之並作表證中之
有不可汗裏證中之有不下三陰可溫而攻

積證者不同表裏俱見與半表半裏無表裏者
有異中暑熱病疑似雖似傷寒傷風肺證互
見陽明本多汗而有反無汗之形少陰本無
汗而有反自汗之證或陰極發燥熱極發厥
陰證似陽陽證似陰差之毫釐謬以千里又
有痰證食積虛煩脚氣證似傷寒不可以傷
寒之法拘之自非心領意會達變知幾使隱
之精蘊闡之靈則縱橫泛應何而不窮哉
孔子曰可與適道未可與立可與立未可與

權是謂也亦在夫人權之而已矣

陰陽虛盛用藥溫辯義

外有脉內無脉為外實內虛外無脉內有脉為內實外虛虛實之義隨其脉之有無去言之人所共知也若夫陽亦一書所謂陰陽虛盛則精微之義不無辯析於其間四十八難曰病之虛實出者為虛入者為實蓋外有脉者表之真陽氣虛故陰邪以盛出而乘陽是以脉浮於外其病在表法當汗之當其陰邪

出表脈浮於外之時不可自惑以為陽脈盛
也內有脈出裏之真陰氣虛故陽邪得以盛入
而乘陰是以脈實於內其病在裏法當下之
當其陽熱入裏脈實於內之時不可自惑以
為陰脈盛也是證乃古人之立意也蓋使人
知如此之為陰盛則抑陰而助陽如彼之為
陽盛則抑陽而助陰陰盛而邪出於外與發
表之藥當性溫以助陽如桂枝湯之類是
也陽盛而邪入於內與攻裏之藥當性寒以

柳陽如承氣湯之類是也或曰陰出而乘於外是陽之不足也發汗則亡陽而汗之何哉是大不然陰邪搏於外不汗之則邪何由去桂枝之性温温之乃所以助陽陽有所助而表則陰邪之所由以消甘辛發散為陽者此也張氏所謂承氣入胃陰盛以亡者正恐陰盛出外而復以承氣下之外得空以助邪内攻盡而損正安得而不亡哉又曰陽入而乘於内是陰之不足也陰受病則當有以温

養而下之何哉是又不然陽邪入於内不下
之則邪何從出承氣之性寒寒之乃所以抑
陽陽有所抑而微則真陰之所由以長酸甚
滂泄為陰者此也張氏所謂桂枝下咽陽盛
所斃者正恐陽盛入内而誤以桂枝汗之内
以熱以助邪外撤虛而損正又安得而不斃
也古人發表之藥多温攻裏之藥多寒則知
陰陽虛實之意微犯此為汗下設正所以為
因藥言温設觀可不明辨哉桂枝湯麻黄湯
非夏月用之須

加黄芩升麻柴胡湯辈
冬月用之須加官桂

表裏虚實辨義

傷寒治法内則審脉外則審證大要辨表裏虚實為先病在表有表虚有表實病在裏有裏實有裏虚又有表裏俱虚表裏俱實無毫釐之分貴乎早辨表虚者脉浮而後自汗惡風用桂枝湯以解肌表實者脉浮而緊無汗惡寒用麻黄湯以發汗裏實者脉伏而牢心腹痛結或大便堅小承氣湯大柴胡湯以下之

裏虛者脉沉而弱自利厥冷理中湯四逆湯以溫之是若表裏俱虛則手按脉虛如急救表裏之類下利身疼先与四逆湯清便自調後與桂枝湯是也表裏俱实則手按脉实如表裏俱见之類脉浮而赤与五苓散误下腹痛与桂枝大黄湯是也大抵出入傳变各有虛实浅深轻重时刻異同精对無差立當見効

六經用藥格法

太陽膀胱非發汗不能愈必用桂枝麻黄
以助陽卻邪陽明胃非通泄不能痊必用
大黄芒硝以疏利陽熱少陽膽無出入道
柴胡半夏能利能汗消解血熱黄芩佐之太
陰脾土性惡寒濕非乾薑白术不能溫燥少
陰腎水性惡寒燥非附子不能以溫厥陰肝
木藏血榮筋非芍藥甘草不能滋養此用藥
經常之道也然三陽汗下和解人皆知之至
若太陰濕燥不行則亦當溫利如桂枝加大

黄之類是太陰自陽明而出也少陰雖用附子亦有麻黄細辛之證是少陰自太陽而出也厥陰之類似其間有用桂去芍厥陰自少陽而出也其或太陽少陽二經鬱閉則三陰皆自陽明出焉故三陰皆有下證如太陰腹滿時痛為有積少陰咽乾口燥為胃汁乾厥陰煩滿耳聾舌卷囊縮為毒氣入臟皆當下之知乎此則傷寒用藥之法隨変隨應而不窮矣雖然傷寒七日傳遍六經此約法也或首

尾只在一經或間傳一二經而止又不可拘

但據脉與外證驗之是為活法

是以偏用字膀胱即太陽胃即陽明膽即少

陽太陰曰脾少陰曰腎厥陰曰肝蓋取其

音律正耳

傷寒內實大熱通利之後已日輕瘥且量

進白粥兩三日未可遽與和胃之劑熱氣

得之又復作也繼此旋以易簡溫胆湯入

竹茹與之或二陳湯加前胡亦可矣二藥

傷寒瘥後通用無熱者只守本方也從以四君子湯爲貴細循用之不思内有白术溫而閉氣往往因此而燥閉矣

傷寒證治

表裏汗下二證

發熱憎寒體痛時脉浮解表定無疑不憎寒卻煩憎熱多汗咽乾裏下之

表證脉浮多體肢節疼痛惡風惡寒

裏證

脉實而不浮不惡風寒反惡熱多不疼自汗

譫語不大便或咽乾腹滿　表裏俱見證張

氏用五苓散與入用桂枝大黃甘草湯一塊

生薑兩箇與肉桂大黃芩甘草滿盞水煎存

七分表裏傷寒只一掃　岳陽樓降筆

三陽三陰脉

陽屬膀胱胃膽間陰居脾腎更連肝浮長

弦細沈微緩當脉仍將外證看

三陽外證　足三陽從頭走足

腰脊頭疼熱惡寒目疼汗熱鼻中乾耳聾

口苦時乾嘔胸脇堅疼宜热于

太陽證腰脊強頭項痛發热惡寒若傷風則

鼻塞惡風　陽明證目疼身热鼻乾不惡寒

反惡热自汗出不得卧内实大便难　少陽

證耳聾胸脇痛或口苦咽乾目眩或往來寒

热而嘔　陽病体輕脉浮外證壮热煩渴大

小便秘頭面有汗背涼氣麤揭手擲足

三陰外證總見之三陰雜見之脉

腹滿脉溫利不煩舌乾燥渴或增寒唇青

舌卷多煩滿筋急囊間縮又攣
太陰證腹滿或痛手足溫自利不渴喉下乾
少陰證口燥舌乾而渴或口中和則惡寒常
默默欲寐不欲見光則有時腹痛又有咽痛
二證 厥陰證唇青舌卷煩滿筋急囊縮婦人
則乳痛 或消渴飢不欲食食即吐蛔 陰病體
重脈 重外證厥冷唇青腹滿不渴大小便自
利惺惺而靜引衣自蓋足攣而卧三陰病無
身熱無頭痛其或渴者陰極發躁也 陰證

唇青舌黑或白胎或卷缩者用生姜汁搽唇
口续又用之姜汁回阳生胃解毒温血散气
搽之后阴消阳长黑转而红最为良法

汗下温正法

太阳伤风自汗恶风桂枝汤伤寒无汗恶寒
麻黄汤风寒俱盛则以桂枝麻黄汤兼用自
汗小便数者勿用桂枝可乾姜甘草汤芍药
甘草汤桂枝汤麻黄汤夏月用之须加黄芩
阳明不恶寒反恶热自汗大便难用小承气

大柴胡汗多者胃汁乾急下大承氣無汗惡
寒升麻湯有汗脈遲緩惡寒為表未解桂枝
湯無汗脈浮緊喘麻黄湯　少陽並屬小柴
胡湯柴胡湯輩冬月用之須加官桂　太陰
自利不渴為臟寒理中湯四逆湯陰證手足
必微厥若手足温便是大陰胸膈脹滿枳實
理中圓腹滿脈浮桂枝湯腹滿時痛桂枝加
芍藥湯痛甚桂枝加大黄湯　少陰脈沉口
不乾舌不燥及背惡寒者並用四逆湯小便

白者亦用四逆。始得病脉沉反發热麻黄细辛附子湯。口燥咽乾而渴，急下之，用大承氣。厥陰脉微浮為欲愈，不浮未愈，小建中湯。脉浮緩如瘧狀者，囊不縮，亦欲愈，桂枝麻黄各半湯。脉沉短者，囊必縮，為毒氣入臟，可承氣湯下之。利不止，用四逆湯。　三陰中寒微，則理中湯。稍厥或中寒下利，用乾薑甘草湯。大段重者用四逆湯。無脉者用通脉四逆湯。六經惟少陰難治。大要以口燥而渴，知其热脉沉而遲別其證然亦有表裏無熱但煩懊默默不欲見光明其脈沉細或時腹痛此亦以四順湯增加乾薑對之增損理中圓亦可矣凡陰證白通湯回逆湯通脈湯但例未敢遽用者且以理中湯甘草乾薑湯代之雖然陰證亦有毒乃病氣也滯治行之養正丹金液丹半硫圓皆可洗利又為要藥

發汗法

陽明與太陽合病有惡寒證屬表可汗用桂

麻湯又太陽陽明合病胸滿而喘麻黄湯
陽明本多汗若脉浮無汗而喘可發汗亦用
麻黄湯又陽明病脉遲汗出多微惡寒者表
未解也可与桂枝湯又陽明標熱汗出以應
或日晡發潮熱而脉浮虚者並与桂枝湯若
脉実者当用承氣 太陰腹滿脉浮桂枝湯
凡太陰證有用五積散者所謂發汗蓋去積
耳 少陰初得病脉沉反發熱者温之而微
取其汗用麻黄細辛附子湯下 利手足逆而

身熱去脈虛通脈四逆湯又少陰病二三日常見少陰而無陽熱中滿之證去用麻黃附子甘草湯微汗之二藥皆陰證傷寒解表之劑陰證初病便屬少陰不待傳次

變下法

太陽發熱汗出不解嘔吐下利而心中痞硬者大柴胡下之又太陽病十餘日熱結在裏往來寒熱亦用大柴胡湯無表裏證發熱七八日脈雖浮數可下大柴胡若大便雖少微

熱者大柴胡急下　太陰腹滿時痛甚者桂
枝加大黃湯　少陰口燥咽乾而渴大承氣
急下之若口乾燥下利清水心下痛者有積
證亦用承氣湯又少陰證六七日腹脹滿不
大便用承氣湯又少陰惡寒而踡時煩不欲
衣被為表寒裏熱大柴胡下之　厥陰脈沈
短舌卷囊縮為毒氣入臟承氣湯下之若厥
陰耳聾囊縮而脈沈弦者為少陽厥陰而感
不治有本條又厥陰下利讝語脈不微細然

小承氣湯

宜溫法

太陽發汗漏不止惡風小便難四肢急難屈伸桂枝加附子湯太陽發汗下病不解而惡風者虛也芍藥甘草附子湯又太陽汗後或下後病不解而煩燥者茯苓回逆湯又太陽心中悸而煩燥小建中湯又太陽七八日脉細惡寒為陰陽俱虛並不可汗下其人素無熱者芍藥甘草附子湯素有熱者黃芪建中

湯又太陽病八九日風濕相搏身煩疼難轉
側不嘔渴脈浮虛而濇桂枝附子湯若大便
硬而小便自利者去桂加白朮又太陽風濕
相搏骨節疼煩身體腫不能屈伸汗出短
氣惡風而小便不利者甘草附子湯　陽明
病反無汗皮上如虫行者為久虛可温之用
朮附湯黃耆建中湯此系冬陽明無汗證也
當加修認醫方類聚卷三十四傷寒門
八　葉七十六至百四

傷寒類書卷二

傷寒傷風脉證

傷寒無汗惡寒攻緊濇浮兮怯在容自汗
惡風浮緩脉面光不怯是傷風

傷風脉浮而緩自汗惡風頭疼面光發熱煩燥手足不冷熱勝於寒耳風傷衛氣表虛自汗治當解肌桂枝湯敗毒散獨活散人參羌活散可選用之若項背強桂枝加葛根湯寒冷不飲水者桂枝芍藥湯加附子湯或加乾

蓋臟腑滑者和解散若鼻塞通關散或發汗
漏不止而惡風四肢拘急桂枝加附子湯杜
熱煩燥人參羌活散參蘇飲或天麻防風圓
薄荷泡湯潤下脉濡弱自汗宜用桂枝湯當
用小建中湯。傷寒脉浮而緊無汗惡寒頭
疼而煩發熱拘急手足微寒寒勝於熱耳寒
傷榮衛實無汗法當發汗麻黃湯麻黃葛
根湯人參順氣散可選用之頭痛甚者葱白
湯或熱多寒少脉弱無陽只用桂枝二越婢

一湯或喘急者可与麻黄湯足脉遅而血少
者黄耆建中湯　淋家衄家瘡家虚家四動
氣不可汗可与小柴胡湯　大陽脉浮有汗
為傷風脉緊無汗為傷寒　陽明善飢為傷
風不食為傷寒　少陽耳・目赤胸煩滿為
傷風口苦咽乾目眩為傷寒　三陰傷風但
四肢煩疼

傷風見寒傷寒見風脉證

熱盛而煩手足温風生寒脉浮浮全不煩

少甚肢微厥宜證兼風浮緩然
傷風見寒脉傷寒見風脉為榮衛俱受邪用
大青龍湯然大青龍不可輕用須是風寒俱
盛又加煩躁一證方可與之敘易簡者謂二
證交攻則桂枝麻黃湯兼用尤為穩當

三陽合病

太陽合胃脉浮長若是浮弦合少陽胆合
胃脉弦不短更將外證互推詳

太陽陽明本太陽病若汗若下若利小便無

津液胃中燥結屬陽明故大便難小便利是為脾約脾約圓麻子仁圓主之若惡寒則用升麻葛根湯不惡寒反惡熱大便不秘可少與白虎湯不惡寒反惡熱大便秘或譫語調胃承氣湯下之喘而胸滿者不可下用麻黃湯

太陽少陽頭項強急脇下鞕滿目眩往來寒熱譫語並小柴胡湯

少陽陽明本少陽病因發汗利小便後胃中躁大便難屬調胃承氣湯

正陽陽明本經風盛氣實也大

柴胡湯大小承氣湯主之　又三陽合病腹滿身重面垢譫語遺尿口中不仁屬白虎湯或舌乾口燥不仁背惡寒者通用太陽陽明少陽陽明正陽陽明無表證者俱可下惟惡寒中寒爲太陽陽明合病未過經却屬表可發汗用桂枝麻黃各半湯蓋在經則汗過經則下也　三陰無合病

太陽陽明併病

太陽已汗併陽明不惡寒今裏未實全入

陽明證下劑汗之猶在太陽經

太陽陽明併病本太陽初病發汗而汗出不徹轉屬陽明續微汗自出不惡寒是併歸陽明也若太陽證尚在桂枝麻黃湯若太陽證已退但有陽明者大承氣湯下之

春溫夏熱

春溫浮陽當從安發熱頭疼渴嗽于夏月傷寒為熱病脈來洪數療亦難

溫病發於春間及夏至以前是也發熱咳嗽

頭痛身疼口中燥渴脉來浮緊特其病輕耳
熱多者小柴胡湯熱少者升麻湯解肌湯微
熱不渴者小柴胡加桂　渴者小柴胡去半
夏加人參括蔞根脉實煩渴大柴胡微利之
以其實而大便秘也虛煩用竹葉湯　嗽者
小柴胡加五味子　夏月傷寒是為熱病發
熱頭疼肢體痛重或惡寒或惡熱其脉洪盛
用藥不可大溫如桂枝麻黃青龍湯之屬須
以黃芩升麻佐之　熱病三日外脉仍數邪

猶在經絡未入臟腑去桂枝石膏湯三月至

夏謂之暍發梔子升麻湯

風溫濕溫

風溫熱汗脈多浮喘渴癡眠体不收腹滿

脈空頭目痛濕渴譫熱汗妄流

風溫尺寸俱浮素傷於風因而傷熱風與熱

搏即發風溫惟其有風則四肢緩縱而不收

也其證身熱自汗頭疼喘息發渴昏睡或体

重不仁謹勿發汗汗之則譫語燥擾目亂無

精該氏又云寸脈浮滑尺脈濡弱亦不可下下之則失溲直視若被火則發黃瘈瘲狀如驚癇皆為逆之證耳　病在少陰厥陰二經用萎蕤湯人參敗毒散　身灼熱知母乾葛湯　渴甚栝蔞根湯　脈浮身重汗出漢防己湯誤汗用防己黃耆湯救之　龐氏用葛根龍膽湯證治論用小柴胡湯未醒者並柴胡桂枝湯取微汗　痰壅金沸草散　咳嗽加杏仁細辛五味子　濕溫寸濡而弱尺小而急

素傷於濕因而中暑濕與熱搏即發濕溫其狀胸腹滿頭目痛發壯熱若妄言多汗多兩脛逆冷倦怠惡寒若妄發其汗使人不能言耳聾不知痛處其身青面色變是重暍而醫殺之　濕溫病在太陰經用白虎加蒼朮湯更加官桂　濕氣勝則一身盡痛發熱身黃小便不利大便反快用除濕湯五苓散臟腑虛大便滑者理中湯加蒼朮白茯苓虛滑甚者朮附湯　暑氣勝則壯熱煩躁小便不

利大便閉澀用香薷散治要六和湯臟腑閉
而煩渴者 白朮加蒼朮湯

風濕中濕

風濕浮兮額汗微腫疼發熱喜重衣兮黄
熱痛沉而濇中濕腸踈小腑稀
風濕脉浮先傷濕而後傷風故也外證肢體
腫痛不能轉側額上微汗惡寒而不欲去衣
大便難小便利熱至日晡而劇治法但微解
肌若發正汗則風去濕在徒無益而又害

之　治法微解肌用麻黄杏子薏苡甘草加
白术防已黄耆湯不嘔不渴脉虚浮濇者桂
枝附子湯　濕多身痛小便不利甘草附子
湯煩渴小便不利五苓散　外不熱内不渴
小便自利术附湯緩弱昏迷腹滿身重自汗
失音下利不禁白通湯多加白术少用甘草
身腫痛微喘惡風杏仁湯　通用人參敗毒
散熱而煩渴者加栝蔞根若誤下之小便必
不利可與五苓散　中濕脉沉而緩風雨襲

盧澤潤蒸氣人多因濕所傷也一身盡痛無
著發黃關節煩疼發熱鼻塞時或腹滿大便
利小便難其外證有濕家不可汗汗之則發
痙甚而虛者死亦不可下下之則額汗胸滿
微喘而噦小便不利令濕亦難從云治濕之
法不利小便非其治也　中濕小便不利大
便自利甘草附子湯五苓散或除濕湯加茯
苓主之大小便皆自利則與术附湯身体痛
或鼻塞黃者建中湯小建中湯宜濕交攻疾

痛重者易簡滲濕湯甚者生料理中湯加熟附子　風寒氣混合而為痹其候以為之治曰寒多則為疼痛當用官桂乾薑附子風多則為走注當用麻黃蒼朮烏頭中氣則為腫滿當兼陳皮枳殼所不可闕中濕則為重著脈以茯苓蒼朮乾薑主之應手而愈

溫毒中暑

溫毒春間斑發瘡瘖而咳悶透正腸背痛

面垢虛來脈自汗焦煩是暑傷

溫毒者冬間感受寒毒乘氣至春而發也表
證未退毒氣不散所以發斑肌肉癍紋心下
煩悶嘔逆咳嗽後必下利寸脉洪數尺脉實
大其為病重蓋陽氣盛耳　治法通用玄參
升麻湯黑膏亦主之或用敗毒散加紫草咳
悶而嘔清汁者葛根橘皮湯證治論黃連橘
皮湯　中暑脉虛弱或沈伏身熱背寒面垢
自汗煩燥大渴毛聳惡寒昏昏倦怠而身不
痛經云寒則腠理閉暑則腠理開開則洒然

文

寒閉則热而悶體認不精以傷暑為热病誤人多矣　内外俱热口燥煩渴四肢微冷而不痛白虎湯　疫逆惡寒橘皮湯热悶不惡寒竹葉石膏湯　頭疼惡心煩躁心下不快五苓散消暑圓　霍乱吐瀉香薷散温服

信効方中暑用小柴胡湯脈芤遲腠理潤洒然毛聳口前開而板齒燥用白虎加人參湯傷暑發大热頭痛自汗咽疼煩燥腹中热結諸藥不効者小柴胡湯最良小便不利五苓

散　热病中暑湿温虽皆因暑所致然脉证不同当明辨之热病冬间感寒至暑气盛而后发此即夏月伤寒但热多而脉洪盛是也中暑者病在太阳外证与热病相似但两病脉盛肢节痛重中暑脉虚肢节不疼兼面垢背寒而手足微冷是也湿温者湿热相搏致之病在太阴其脉寸濡而弱尺小而急外证胸腹满头目痛多热汗多而足胫逆冷是也以上三证皆夏月病多有之须别其名庶无

毫釐千里之繆　凡夏月傷暑者雖則熱毒作
恙皆因脾胃虛怯而得之胃虛然後伏暑伏
暑然後煩燥其有飲水過多及用解暑之藥
太過傷動其中真氣內虧嘔吐不食自利不
渴六脈沉微按之隱隱是為裏寒外熱如陰
盛隔陽之類不可更泥中暑伏熱之說急以
理中湯甘草乾薑湯與之縱或微煩小便不
利斷不可以為熱也又有冷藥過度胃氣傳
水潮熱而嘔或身熱微煩此亦陽浮外而不

内可與小半夏伏苓湯或加前胡脾胃素弱
者二陳湯主之雖然抑猶有戒也夏月病多
傷暑暑家脉虚面垢恣汗手足微冷背不搗
其裏热之證妄以剛劑投之抱薪救焚不發
黄則發斑甚至蓄血悶亂而死矣可不謹慄
祖流血精當云　假如夏月泄瀉不止胃脘
閉隔飲食不進或心腹痛滿大抵因暑得之
泄瀉中滿者香薷散加縮砂下消暑圓心腹
刺痛者香薷散加縮砂下蘇感圓俱以其便

假如夏月下痢或赤或白煩渴嘔逆腹中攪痛小便不利是亦因暑致之可與五苓散香薷散小柴胡湯黄瓜圓之屬若以此嘔泄為脾胃虚之則誤矣

痓痫温瘧疫瘧

痓甚風痫强體背肢柔剛二證汗證推後之

先熱後渴瘧疫瘧之邪責四时

痓者先傷於風又感之温致之發熱腹痛口噤頭摇瘛瘲不語項强背直腰身反張或目

疾或目赤或閉目或反目或足冷或足温或
妄行其脉沉弦而遲亦或帶緊此為惡候不
救者多若脉如雨濺散出於指外者旦暮殂
也傷風頭痛發熱常出微汗又自嘔逆汗之
必發痓。新產血虚汗出傷風亦致發痓大發
濕家汗亦作痓熱而痓者死痓初發來多有
腹痛之證内經曰戴眼反折瘈瘲汗出如珠
著身不流太陽絶也其謂是乎　發熱無汗
惡寒濈謂為剛痓曰陽葛根湯麻黃葛根湯

發熱有汗不惡寒名為柔痓曰陰桂枝加葛根湯桂枝栝蔞葛根湯 二痓通用小續命湯陽痓去附子陰痓去麻黄 剛痓胷滿口噤咬齒脚攣卧不著席大承氣湯下之 柔痓桂心白朮湯附子防風散八物白朮散桂枝者散 溫瘧即壞病也尺寸俱盛先熱後寒吐汗下後重感於寒得之寒多者其脈弦遲熱多者其脈弦數寒熱乃陰陽之爭也或者談論傷寒誤藥壞病吐汗下後續生寒熱則

曰瘧未必死所專分而成之不思古人一藥
對一病藥進病除安有所謂分為寒熱者哉
噫此可為智者道也　先熱後寒及寒熱相
等並小柴胡湯先寒後熱小柴胡湯加桂
多熱但熱而燥少與白虎湯或白虎加桂湯
多寒但寒者柴胡桂薑湯治中湯加桂虛人
寒甚七棗湯　熱多痰多嘔不入食二陳湯
加烏梅　小便赤澀汗出煩渴者有瘴氣不
伏水土而嘔五苓散　大便秘嘔吐寒熱無

時脉小堅去大柴胡下之　瘧脉自弦弦數
多熱弦遲多寒遲弱可溫緊浮可汗緊實可
下浮大而胸滿者可吐　經云夏傷於暑秋
必病瘧因知傷寒之謂然壞傷寒有溫瘧一
證若纏綿不已腹中必有癥癖用藥對治或
者殊途而同歸活人書以祛邪圓取吐久不
愈者服瘧母煎圓亦係瘧中通用之劑耳惟
癥癖所生寒熱凡癖皆有水惡血包裹而成
也瘧母煎圓中有逐水破血之劑為所下之

痰水在上焦祛邪圍中有常山為能吐之瘧
家多蓄黃水若水不在於上焦則常山亦能
下之也一法常山檳榔一倍草果烏梅炙甘
草各半新汲水隔宿並浸晨服又法青蒿葉
丹等分為細末研蒜入臼圓如桐子浸晨三十
粒真湯下此皆勝藥曉者可與二陳湯痎飲
中常設生冷熱者亦與二陳湯餘見似瘧條
例疫癘傳染老幼皆相似調治一也寸濡
弱尺弦緊或肝脈濡細是雖責邪四時無癸

汗吐下條例通行故曰明知逆順正行無間
雖然陰陽表裏條例通行固也然其毒癘之
氣溫暑蓄于中亦須隨其溫涼權其輕重而利
導之庶毒有所泄則易為力也　病源云挾
毒疫癘之氣壯熱煩毒發為心腹脹滿者不治
春感清邪在肝升麻葛根湯解肌湯　夏感
寒邪在心調中湯射干湯半夏桂枝甘草湯
秋感熱邪在肺白虎加蒼朮湯發黃瘴茵陳
調五苓散　冬感溫邪在腎亦名冬溫萎蕤

湯　土無正形因火而名當隨經取之此大
槩然耳　寒證者聖散子燈火圖神明散可
選用聖散子内用朮附豆蔻良薑只可施之
寒濕毋惑於通用之說　溫疫通用敗毒散

痰證傷寒類傷寒
有痰頭項皆和暢外熱憎寒寸浮上頭疼
右數身不疼左手脈平傷食狀
痰證寸口脈浮發熱憎寒惡風自汗胷膈妨
滿氣上衝咽不能喘息頭不疼項不强爲異

目　有熱用柴胡半夏湯金沸草散易簡參
蘇飲無熱二陳湯溫膽湯　非次頭疼者胃
膈滿痰實熱亦是痰證但脉緊而不大瓜蒂
吐之此不可謂痰證例無頭疼當以他證參
之也　傷食右手關脉緊盛而數頭痛發熱
惡寒但身体不疼中脘痞悶嗳噫食臭為異
耳熱邪伏於脾胃則食不能消化云人迎緊
盛傷於寒氣口緊盛傷於食人迎主外風寒
入之氣氣口主中飲食傷之是以有左右手之

别 中脘痞闷呕而热者 二陈汤加生姜乌梅 痞多不甚热者 治中汤五积散 心腹满痛者大柴胡下之 胃肠实而呕吐者食在上脘瓜蒂散吐之 夹食伤寒证候按痛源云下后六七日不大便烦热腹满而痛为胃中有乾粪挟宿食故也 审如是则夹食伤寒即太阴积证腹满时痛桂枝汤加大黄者是也 所以太阴受病主胃肠瞋胀呕吐飧泄朱氏以为饮食得之 外曰太阴证饮食不节

胸膈不快用理中湯加青皮陳皮或枳實理中圓或二陳湯皆其治也今推明治法有表者與治中湯去白术多用青皮有表復有裏者与桂枝加大黄湯若表證已解但有裏證者小承氣湯与之可也張氏云傷食者則大黄三五粒入湯劑中正此意耳雖然夾食傷寒則脾胃已傷暴加峻下不可也妄發其汗亦不可也識者於此又當權衡焉餘見霍亂條例

夾食傷寒便見吐利厥逆而不挾表證

者依陰病及霍乱等治之若吐利厥逆而挟表證者可依先救裏後救表之法

虛煩脚氣類傷寒

虛煩身首全無痛脈自和平多热煩悶筋惡食大便難脚氣膝瘡而痛腫

虛煩證虛煩熱也不惡寒身不痛頭不疼脈不浮不緊數而異耳傷寒亦有虛煩見胸滿煩燥擾倒重者竹葉湯輕者小柴胡湯唯去大橘皮湯並不可汗下

陰證虛煩外热内寒脈若疾痛陰

旦湯　脚氣初病發熱憎寒頭痛嘔噦惡聞
食臭肢節酸疼大便艱難或胸滿腹痛卒起
而脚脛筋屈弱攣痛腫重痺頑爲異耳　脚
氣通用三和散降氣湯大流氣飲烏藥順氣
散分氣紫蘇飲木瓜散去一二仁圖不南圖
檳榔散用木瓜煎湯調下　毒氣入腹衝心
作痛吐涎　降氣湯下養正丹或用吳茱萸
擊炒蔥熨入生薑汁主之　實多者越婢湯
小續命湯加生薑汁　熱多者人參羌活散

敗毒散並加木瓜或追風毒剉散加大黄
風多者小續命湯加獨活或越婢湯　濕多
者除濕湯五苓散　痰多者除濕湯下白圓
子挾冷者養正丹　煩燥者竹瀝湯或紫雪
大便秘者脾約圓神功圓麻仁圓或五積散
加川大黄　風毒腫痛抵風湯檳榔散　筋急
掣痛痛木香煎湯調乳香趁痛散　又法香
蘇散三錢川楝子兩箇取皮肉剉新瓦上焙
降真香碎三錢和之新汲水煎空心熱服脚

氣風癲癇痹皆作效更加川芎
脚氣證候真與傷寒無異或發熱頭痛或身体疼痛或寒熱往来或自汗惡風或無汗惡寒或大小便秘澁腹痛下利胸滿氣短怔忪煩悶嘔嗽涎沫惡聞食臭大類傷寒但卒起腿脚屈弱頑痺肢節攣急酸疼或歷節及踝脛間焮然赤腫為異耳傷寒傳足六經脚氣亦傳足六經在太陽則頭痛項强腰脊酸重在陽明則口燥鼻乾惡熱讝語在少陽則耳

聾口苦胷脇俱疼在太陰則胷腹滿疼肢体
浮腫在少陰則咳喘煩悶咽痛面黧在厥陰
則癰痿筋攣陰縮脹痛六經所傳又有合病
併病外證與傷寒並同凡遇發熱煩燥大便
不通嘔噦痰涎而惡食者須審問之脉浮而
弦者起於風風則汗而盜濡而弦者起於濕
濕則滲而愈洪而數者起於熱熱則下而愈
遲而濡者起於寒寒則溫而愈風寒暑濕證
狀不同然風為走注寒為疼痛暑為熱煩濕

爲重者必有可驗之迹治法總要貴乎躊躇大便但不可過利其補湯淋洗則醫家之大戒也雖然脚氣漸入頓深非藥力相接不可也治之亦當究其源或因丹砂發動則爲之解丹砂或因飲食釀成則爲之消飲食氣蠲而作者與之調氣續生他病者則以他病方藥理之所患氣實而死未有服藥致虛而殂甚者喘嗽上氣衝築心痰咽吐無已腹脅脹滿臍下頑痹不仁最爲惡候大槩然爾所謂

寒則溫之熱則瀉之在表則散在裏則下大
虛氣之扶春其中是為不利之法　千金熨
法含鹽并竈中灰等和炒極熱重帛盛而熨
傷寒傳經之邪病至厥陰其脈微帶浮緩之
狀是則脾氣將復邪無所容必寒熱作而自
汗解若尺寸俱沉短此為毒氣入臟土敗木
賊脾受肝邪必有囊縮舌卷耳聾不知人之
證當急下之五救其一或脈來弦而賊邪也
許學士云雙手脈浮為在表表實浮而兼有

澀、各作澁

力但浮無力表中虛自汗惡風常澁澁重手脉沉而無力裏實脉沉來有力重手無力大而虛此是裏虛現端的氣口緊盛食必傷人迎浮盛亦邪熾趺陽胃脉定死生太谿腎脉為根蒂　治熱入血室血熱留滯小柴胡湯加生地黃治血結胸按之痛活人書海蛤散蓋血聚膻中則小腸必壅小便通則血次之血散矣　凡小便或赤或澁皆其裏有熱也

發熱

發熱初陽證必惱陽明發熱汗之形少陽
脉細仍兼咽反熱而沉屬陰證
發熱多屬三陽太陰厥陰皆不發熱惟少陰
有反熱二證然少陰發熱終是脉沉或下利
手足冷也三陽發熱何以明之太陽發熱則
惡寒陽明發熱則自汗少陽發熱必有乾嘔
之證矣熱邪在表病屬太陽此表熱而裏不
熱也熱邪在裏病屬陽明此裏熱盛而達於
表也若表證未罷邪氣傳裏裏未作實病在

表證裏證之間者傳經之邪主於少陽痛在
二陽三陰之間其熱皆輕於純在表純在裏
者也然而陽明裏實熱盛固當攻之以治太
陽風寒外搏陰盛惡寒雖熱尤當溫散少陽
和解雖有小柴胡微熱不渴者又當加桂是
不可無以權之雖然傷寒發熱病之常也脈
陰陽俱虛熱不止者死下利發熱者與汗後
復熱其脈躁疾為陰陽交此皆不治之證其
可例視之乎　太陽發熱惡風有汗桂枝湯

惡寒無汗麻黄湯　吐利發熱惡寒是為霍
亂發熱而渴自汗不惡寒是為風溫若發汗
已必身灼熱煩渴獨語多有本條　陽明發
熱汗出脈實調胃承氣湯脈浮桂枝湯汗多
者胃汗乾急下之用大承氣湯　少陽發熱
脈細而嘔小柴胡湯　少陰反發熱有二證
脈沉發熱者麻黄細辛附子湯若下利厥逆
裏寒外熱脈不出者通脈四逆湯　身熱而
不渴則為表熱小柴胡湯加桂身熱而燥渴

則為裏熱白虎加人參湯　無表裏證發熱
七八日脉雖浮數可大柴胡湯下之　若下後
脉數不解消穀易飢不大便則為瘀血屬血
當湯

潮熱

熱潮屬胃下之和大佳胃家本例圖喉逆
利濡并表證勿攻只用小柴胡
潮熱屬陽明一日一發日晡而作也若他日
晡所發是謂其熱不潮蓋陽明旺於未申故

尔惟屬陽明故潮熱為可下之證苟其脉或弦或浮大便或溏或利小便艰澀外證猶有惡寒則其熱未全入府並不可下但以小柴胡和解之是之必表證已退大便鞕結小便如常乃可攻也　日晡潮熱屬陽明經脉實可下證用小承氣湯大柴胡湯脉虛不可下者與桂枝湯　大法胃潮一證却屬太陽用大陷胸湯　咳逆潮熱　大便溏利潮熱　表證潮熱並用小柴胡湯　腹滿不大便亦用

小承氣湯微利之勿令大泄　日晡潮熱甚
者猶衣摸床獨語如狂直視微喘脉弦者可
治脉濇者不治脉不實不虛但用小柴胡湯
太陽明潮熱有時脉浮緊者無汗脉但浮必
盜汗並用黄芩湯

寒熱

往來寒熱關陰陽大小柴胡及桂薑佳熱
心煩仍是嘔渴而躁汗用之良
陽不足則先寒後熱陰不足則先熱後寒

熱往來者陰陽相勝邪正交爭而作也蓋陽不足則陰邪出於表而與之爭故陰勝而為寒陰不足則陽邪入於裏而與之爭故陽勝而為熱若邪氣在半表半裏之間則外與陽爭而為寒內與陰爭而為熱出入無常所以作往作來而間作也大抵邪居表多則多寒邪居裏多則多熱邪在半表半裏則寒熱相半此又可以知其受病之處用藥因有條然小柴胡湯最主寒熱寒多者加桂熱結者

加大黄。脉不甚实而大便泄者，加枳壳。寒热
相半，只守本方，是亦活法。虽然寒热之方来
如波涛之汹涌，其势有不容遏者，当逢之一
二日，候少定而图之，经所谓其盛者可待衰
而已，是又不可不知。
病已十余日，结热在里，往来寒热，大柴胡汤
下之。心烦喜呕，胸胁满不欲食，寒热往来，
小柴胡汤；或血气弱，腠理开，邪正交争，疲呕
甚者，二陈汤。汗下后不呕而渴，头汗出

脇滿小便不利寒熱往來柴胡桂薑湯

寒熱似瘧

似瘧膀胱桂一可醫清便不嘔半麻桂陽明實下瀉須汗血室柴胡小其劑

似瘧一名瘧狀作止有時非若寒熱往來或踈或數而作止無定時也凡感冒之人忽覺毛寒股慄筋節拘攣百骸鼓撼嘔不欲食其寒不可禦未幾復轉而發熱者此即温瘧不必謂瘧脈自弦或洪數或緊實或虛緩或弱

滿皆爲瘧狀但以外證別之用藥固有本條然小柴胡湯必當斟酌加減亦是活法雖然血虛倂生寒熱故血亦作寒熱陰陽相勝雖一證各有一方其間當以用藥爲佐

太陽似瘧證脉洪浮與桂枝湯　清便自可不嘔日一二發桂枝麻黃各半湯其脉微緩微浮劇欲愈也　陽明似瘧證煩熱汗出日晡發熱脉虛浮與桂枝湯脉實與承氣湯

病人熱入血室其血必結故瘧狀着小柴胡

湯主之　瘧後寒熱或潮熱見瘧後皆沈條
法瘧通用二陳湯熱多者加川芎前胡寒多
者加川芎草菓餘見溫瘧

熱多寒少

熱多寒少治膀胱不順清便如常陽足脈
若逢為血少脈皆微弱無陽
熱多寒少陽乘陰也其間三證並屬太陽脈
浮緊無汗或逢或弱皆和解之清便自可
謂大便如常也

不嘔清便自可桂枝麻黄各半湯　尺脉遅
血少去先以小建中加黄耆以養血候脉不
遅乃以小柴胡桂枝二越婢一湯主之　諸
脉皆微弱無陽去用桂枝二越婢一湯不可

正汗

汗後寒熱

汗餘寒熱脉中論若見憎寒法用温沉实
當攻浮為表風温誤汗熱而煩
汗後寒熱邪氣未解微也脉浮洪者邪在太

陽法當再汗脉沉實者邪在陽明又須下之若厥陰餘熱加以下利厥逆惡寒四逆湯温之無疑矣

憎寒者厥陰大汗出熱不去拘急肢疼下利厥逆四逆湯温之　脉沉實者屬陽明得汗以如瘧狀日晡所發大柴胡湯承氣湯下之若只惡寒則爲虛困芍藥甘草附子湯主之發熱則爲實大承氣湯　脉浮洪者屬大陽汗後寒熱桂枝二麻黄一湯　風温不惡寒

若誤發汗必身灼熱煩渴狂語妄生譫渴　溫
病汗後大熱脈躁名陰陽交不治熱病已得
汗而脈躁盛亦不治詳見陰陽交條有再汗
再下之例

下後有熱勞食復附

下於汗以攻傷榮陰氣衰而熱又生瘥後
熱名勞食復心中痛熱致枕平
大汗則損氣損氣則陽微脈虛而惡寒大下
則傷血傷血則陰弱脈濇而發熱誤汗誤下

亦猶是尔且陰以陽為主陽以陰為根血陰
也氣陽也血非氣使不能自行今也下之亡
陽是陽不主陰矣陰無所主而寒氣搏之所
以脈濇寒極血虚所以發熱方乜之劑其可
輕乎
汗後陽微而惡寒可四逆湯或用芍藥甘草
附子湯　下後陰弱而發熱是為内熱可葶
藶苦酒湯　瘥後勞復發熱小柴胡湯枳實
梔子湯豭鼠糞湯即雄鼠糞兩頭尖者　若脈浮則汗之

用麻黄湯葱白湯脉实則下之用承氣湯大柴胡湯證後論瘥後餘热用柴胡桂枝湯下利腹鳴痞滿与生薑瀉心湯小便不利麥门冬湯 交接勞復外腎腫腹中絞痛竹皮湯勞役心力復热用枳实梔子湯小柴胡湯餘見陰陽易條 瘥後食復發热枳实梔子湯加大黄術飯傷飽或食肉或餅脯種物不消皆復热也傷食必有痞滿噯氣吞酸腹鳴下利等證可与生薑瀉心湯 下後身热而心

中焦痛梔子湯　飲酒後熱有本條

惡風

惡風汗出怯風吹脈緩而浮但解肌發汗
亡陽成漏無渴經之法莫違疑
惡風者見風則怯密室之中無所惡也風傷
衛氣衛虛則腠理不密由是而汗出為證雖
屬表不可發汗但微解肌而已衛者陽也惡
風陽證也所以表怯而惡風蓋亦陽虛故陰
邪出而乘之特其痛在皮膚邪氣尚淺耳

桂枝湯桂枝加葛根湯主之壯熱去芍與參蘇
飲　發汗大過衛虛亡陽汗漏不止而惡風
者法當温經用桂枝附子湯或小便難四肢
微急難以屈伸並用桂枝附子湯　身熱惡
風項強脇滿手足温而渴小柴胡湯　風濕
惡風不欲去衣骨節間煩疼掣痛不得屈伸
汗出短氣小便不利或身微腫甘草附子湯

惡寒

惡寒發熱屬於陽　陰病憎寒体倦涼浮數

桂枝并越婢沉而細者理中湯
惡寒者不見風而怯寒身雖灼熱亦不欲去
衣被也此陰邪出而乘陽致之蓋寒傷榮氣
榮行脉中居衛之下是為表邪已深法當發
汗間有一二自汗則其表已虛但與解肌可
也然而發熱惡寒者屬陽無熱惡寒者屬陰
在陽則發汗在陰則溫裏常須識之大要惡
寒皆為表證或裏證悉具而微惡寒者是表
猶未解當先解表俟不惡寒然後可以攻裏

惡寒不可近火氣及過覆衣被劇寒熱相搏脈道沈伏愈令寒不可遏但服和表等劑溫而散之發於陽者脈浮數桂枝湯桂枝二越婢一湯麻黃湯青龍湯酌量輕重用　太陽證發熱或未發熱皆惡寒有汗用桂枝湯無汗用麻黃湯　陽明證固當下之惟惡寒中寒者係與太陽合病在經屬表可汗用麻黃湯若脈遲汗多微惡寒者表未解也雖陽明病可桂枝湯　少陽證頭汗出微惡寒小柴胡湯加桂　發熱微惡寒柴胡桂枝湯　汗後

反惡寒者為虛芍藥甘草附子湯 下後復發其汗心下痞而惡寒者表未解也當先解表用桂枝湯表解然後攻痞用三黃瀉心湯入生薑汁 發於陰者脈沈細理中湯四逆湯 少陰證脈沈細用理中湯四逆湯若下利惡寒而踡手足溫者可治用小建中湯若惡寒而踡時時自煩不欲厚衣可大柴胡湯下之

類聚卷三十五傷寒門九

葉一至三十一

傷寒類書卷之三

背惡寒

背上憎寒值少陰口和附子本條尋舌乾口躁三陽合白虎湯中好酌斟

背負陽腹抱陰背寒者陽弱也然背寒有陰陽二證何以別之少陰一證以其陰寒氣盛不能消耗津液故口中和三陽合病以其陽氣陷入津液爲之乾焦故舌乾口燥陰寒陽熱識者以口中潤燥推之思過半矣

口中和而背惡寒者屬少陰附子湯　舌乾
口躁內有熱證口中不仁而背惡寒者為三
陽合病白虎湯經云腹滿身重而垢讝語遺
尿口中不仁為三陽合病白虎加人參湯主
之若自汗者亦用白虎加人參湯　又陽明
證背微惡寒無大熱口中燥渴者亦用白虎
加人參湯　中暑亦有背惡寒證但面垢自
汗脈虛而伏自有本條　凡脾胃素虛之人
遇暑月間或飲冷水或多喫茶或餐瓜菓之

屬易改生於坏脾之氣蓄聚陰上乘陽故之
從背起冷如掌大此當以温藥主之

四逆

四逆須將脈證詳病家手足但微涼枳實
芍藥侍任劑邪中陰經四逆湯

手足不温謂之四逆陰經之邪主之太陰受
病手足自温傳至少陰則有手足四逆之證
四逆之與厥冷實相遠也或曰均是四逆耳
而四逆湯散一寒一熱用藥何不類耶蓋手

足自熱而至溫由溫而至四逆是傳經之邪乃虛熱之候也四逆散主之若得病以來手足不溫便成厥逆此則陰經受邪陽氣之不足也可以四逆湯溫之臨診要當審此雖然吐利煩燥惡見四逆四逆下利惡寒而踡並屬少陰又為不治之證故併及之　少陰四逆其人或欬或悸或小便不利或腹中痛滿或泄利下重並用四逆散　初病以來厥冷四逆即用四逆湯　溫溫兩足脛逆冷有本

條

厥

冷厥初未厥有脈沉遲而弱於常存熱深

熱厥初分熱沉滑時乎指爪溫

陽氣伏藏陰氣越出陰陽不相順接所以厥也其手足逆冷之證乎蓋諸陽會於四末陽微而為陰所勝初病便厥者是為冷厥其脈沉遲按之則弱醒醒而靜惡寒引衣蓋多寒臥或分上粟形或下利清穀也熱伏於內先

熱而以厥去是爲熱厥脈必沉滑按之則數
昏塞狂言發渴引飲露手揚衣或躁不得眠
或大小便不利也外證皆可驗爲若先厥而
後得熱是則陰邪退而陽氣復矣傷寒熱多
厥少其病當愈厥多熱少其病則進下利發
厥一條亦以厥去復熱而有癰熱去復厥爲
已甚至虛下虛則厥厥陰實使之陽衰陰消其子
也維然傷寒血證亦有四肢發厥 至昏迷
悶絕者此又不可不知至若少陰下利惡寒

而拳手足厥冷與夫臟厥一證皆屬不治之
症厥之證厥有無辨乎 冷厥初病便作四
肢逆冷足寒無熱引衣自蓋不渴大小便滑
泄外證默默而臥四逆湯理中湯通脈四逆
湯白通加豬膽湯當歸四逆加茱萸生薑湯
可選用 又痰厥氣厥蛔厥用易簡苓辛湯
熱厥初病身熱然後發厥其人畏熱揚手擲
足煩燥飲水頭汗大便秘小便赤怫鬱昏憒
蓋當下失下血氣不通故四肢逆冷 所謂熱

全集三國六朝唐醫方 西六星

深則厥深所謂下證悉具而見厥逆者此也
與太承氣湯大柴胡湯或白虎湯　熱厥與
冷厥相類但指爪時溫為異耳若疑似未明
且以回陽圓試之陽厥則有熱陰厥則無熱
亡熱而厥者一手或兩手無府而色目脈不
通急與五味子湯并麻黃細辛甘草湯人參
潤血通脈可以為伏脈無汗解則生枝藥無
汗或脈不至者不治　水氣厥者心下悸
伏苓甘草湯　邪氣客之胸中而厥者脈作緊

作結心煩滿飢不欲食瓜蒂散吐之　臟厥

至七八日逆冷下利煩躁無時暫安不治

痰飲厥逆眩運少与三生飲

頭痛

頭疼惡寒太陽身惡熱陽明脉細濕暑

寒冷痰膈滿厥陰乾嘔吐清涎

頭痛屬三陽陽明少陽皆有之而太陽則專主是也太陽專主頭痛則頭痛之屬表證者居多陽明少陽又次而經耳三陰俱從上不

至頭故無頭痛惟厥陰循喉嚨之後上連目系頂顛有頭痛乾嘔吐涎吳茱萸湯一證卻無身熱亦與陽證不同也雖然太陰少陰其經從足至胸並無頭疾是固然爾然風温病在少陰濕温病在太陰而頭反痛至於陰毒亦然是又某病則有某證脈法相通不可拘也若夫頭痛劇甚入連於腦手足俱寒此則真痛神丹在手其能救乎太陽頭疼發熱惡寒無汗麻黃湯有汗桂枝湯已汗未汗頭痛

如欬連服葱白湯服之痛不止葛根葱白湯

陽明頭疾不惡寒反惡热胃实氣実攻於頭

也少與調胃承氣湯 少陽頭疼發热脉弦

細小柴胡湯 湿頭疾鼻塞頭中寒湿也瓜

蒂末納鼻中黄水出則愈 痰涎頭疾胃膈

滿發脉寒热脉浮不大瓜蒂散吐之一方以痰

涎條參驗 厥陰頭疾乾嘔吐涎沫吴茱萸湯

若脉微浮為欲愈腸氣將復邪無所容不愈用桂枝湯

小建中湯若發热似瘧者欲愈桂枝麻黄各

半湯法頭疼無熱如蔥餅用生薑蔥白煎湯
下

項強

項強葛根主表邪表虛桂葛去麻黄結胸
項強陷胸剛桂入栝蔞痙反張
陽亦頸項強皆太陽表證也當發散而解之
若誤下太陽邪氣乘虛入裏則為結胸項強
太陽病項背強無汗惡風以表實葛根湯證
背強發熱汗出惡風為表虛桂枝湯加葛根

不加麻黃　誤下太陽結胸項强大陷胸圓

太陽傷風復感寒濕身熱足寒頭搖口噤頸項强背反張其脈沈遲此為發痙桂枝加栝蔞根湯　項强脇下滿小柴胡湯

咽痛

咽瘡陽毒發成斑肢冷　咽瘡隨證看脈驗

無陽咽亦痛脈微下利陰傷寒

咽喉不利或痛或瘡穀不入而喉吐者毒氣上衝所致也陽毒必然發斑少陰四肢必冷

其有下利去芍与甘桔湯半夏散入甘草生薑佐之其不下利或小便赤而去芍与甘桔湯入玄參枳殼使大便順導則黑與之毒泄矣漬以甘草生薑湯調之甘草生薑解其毒也陰病咽痛下利乃猶熱去未可用四順湯且与黃連龍骨湯即黃連雞子湯去雞子加龍骨

陽毒咽痛發斑嘔膿血脉洪數用藥有本條

少陰咽痛咽瘡脉沈遲厥冷或吐利又陰陽

脉俱緊反自汗爲無陽法當咽痛而後吐利
六屬少陰並不可汗下重厥汗出以藁本粉
傳之咽痛用甘桔湯猪膚湯若沉遲甚者半
夏散通脉四逆去芍藥加北梗與之 咽痛
通用甘桔湯上焦壅熱加枳殼北前胡 隋
傷寒一證乃非時暴寒中人伏於少陰之經
頭疼腰痛其脉微弱初咽痛似傷寒次必下
利系咽閉之比咽痛宜半夏桂甘湯下半夏散
是也下利四逆湯或四順湯主之 證治論

口瘡赤爛用蜜漬黃蘗一宿取汁含嚥甚
汁麻六物湯咽中閉塞烏翎湯　傷寒六七
日大下之寸脉沉遲尺脉不至咽喉不利唾
膿血泄利不止者難治麻黃升麻湯

身痛

身疼脉浮緊太陽陷自利肝并腎帶沈中温
土盞陰與風濕汗餘霍亂本條尋
局方大柴胡證云邪結在裏大便秘澀心腹
痛鞕者可服若身体疼痛是表證未解不可

與之然則身体疼痛不脉沈不自利太陽之表證明矣其或自利脉沉此則陰證之身痛臟寒之裏病云身痛大抵多是表證

太陽身痛脉浮緊無汗麻黄湯以汗之或尺脉遲者血不足也先用小建中湯以養之候其尺脉浮可用麻黄湯太陽病七八日脉细惡寒為陰陽俱虚吐汗下並不可至再其人素無热可芍藥甘草附子湯素有热可黄耆建中湯　厥陰少陰身痛其脉沈必自利四

枝

逆湯真武湯附子湯　中濕一身盡痛不可汗下但利小便有本條　陰毒身痛如被杖腹中絞痛脈沉而疾有本條　風濕一身痛重但微汗不可大發汗有本條　發汗後身痛脈沉遲桂枝加芍藥人參湯汗後身痛為榮邪在表脈沉遲爲血衰用芍藥入榮人參安和真氣或用黃耆建中湯又汗後暴亂身痛不休少與桂枝湯

腹痛脈

腹痛附子通脉湯脚兼表證桂加芍實疾

便清虛痰利脈則陳皮梗夏良

陰邪在裏陽邪入裏与正氣搏則為腹痛所

以痛者有異焉脉實腹滿而大便秘者實痛

也脉虛腸鳴而大便泄者虛痛也陰陽異證

用藥不同大抵痛為邪氣實法當疏利陰陽

痛則金液丹養正丹輩温而利之　少陰腹

痛四逆或欬或悸或小便不利或泄利下重

四逆散下利清穀脉微欲絶通脉四逆倘腹

痛小便不利用真武湯　誤下太陽因而腹
滿時痛是有表復有裏的太陰太陽俱病用
桂枝加芍藥湯痛甚桂枝加大黃湯　實痛
無閉脉實煩燥腹滿大便秘結桂枝加大黃
湯小承氣湯胸中熱胃中邪氣腹痛欲嘔吐
則用黃連湯　虛痛無寸脉濇尺脉弦腸鳴
泄利先與小建中湯不瘥小柴胡去黃芩加
芍藥與之易簡用建中湯加遠志腹中冷痛
四肢厥逆用薑附湯　腹脹無陰陽不和也

桔梗半夏湯最良

奔豚動氣

奔豚動氣數般方，左右高低細揣量，玄朮

理中并用桂，不堪汗下例中詳。

動氣者，臟氣不調，築觸跳動，隨臟所主而形

見於臍之左右上下也。大抵真氣內虛，水結

不散，氣與之搏，即發奔豚。以其逆痛衝突，故

豚之奔，雖有發表攻裏之證，汗之下之，並不

可也。然而不言當臍動氣者，何耶？蓋胃為中

州以主津液妄施汗下必先動脾是以不言而喻也本此動氣紀問說何以知之然則謂理傷寒并識惡問說動氣諸藥詳見不可汗不可下條例中

太陽病下之後氣上衝者桂枝湯若不上衝不可與也若從小腹上衝於心桂枝加桂湯發汗後臍下悸者欲作奔豚伏苓桂甘大棗湯　動氣通用理中湯去术加桂益桂利小便泄奔豚故也奔豚一名腎氣白朮燥腎閉氣是以去之　吐汗下後心下逆滿氣上衝

胃起所致，眩其脈沈緊，誤汗之，則動經，故其身振振搖，動伏苓桂甘白朮湯主之。此方用白朮者，蓋以誤汗動經，故用白朮，閉其汗也。

奔豚動氣，脈沈弱，肢体冷，可与養正丹。動氣證治，論用柴胡桂枝湯。

腹滿

腹滿胸家及胃家三陽合病，口頑麻入邪

吐汗下之後，胃證便堅，承氣加

腹滿多屬太陰，蓋脾為中央土，所以主腹滿

之候腹中常滿者裏實而可下時滿時減者裏虛不可下當以溫藥和之其有吐汗下後因成腹滿者此則邪氣乘虛而入或誅利或溫散或湯吐條例又不同焉審其邪氣之所起知其邪氣之所在斯可矣帳然太陰主腹滿因也陽熱而邪必腹滿而咽乾陰寒而邪必腹滿吐食而自利一熱一寒又不可以槩別若夫腹滿而泄雖以有痛

太陰腹滿吐食不可下枳實理中丸主之誤

下太陽因而腹滿時痛為太陰太陽俱病桂
枝大黄湯重者桂枝加大黄湯　陽明發热
腹滿微喘口苦咽乾或不大便譫語火迫去
亦有此證並小柴胡湯嘅而小便難加伏苓
又陽明腹大滿不大便小承氣湯微下之陽
明脉遲腹滿時喘潮热亦用小承氣湯發黄
證有本條　三陽合病腹滿身重難以轉側
譫語口中不仁少与白虎湯　吐後腹脹滿
常不減者胸中之邪下傳入胃擁而不实也

少与調胃承氣湯　汗後腹脹滿者胃虛而
不能敷布津氣壅滞也厚朴生薑半夏人參
甘草湯若滿而痛則小承氣湯微下之　安
下後腹脹滿心煩而臥起不安者表邪乘虛
而入鬱於胸中也梔子厚朴湯　少陰滿六
七日腹脹滿不大便承氣湯急下之　腹脹
通用桔梗半夏湯　腹皮痛者脾不勝水故
水与氣搏於皮肉之間觀其腸鳴漉漉可知
矣小半夏茯苓湯加官桂伏苓　腹脹滿而

短氣者 邪在裏而為实也 腹濡滿而短氣者
邪在裏而為虛也 見氣短條
腹滿用藥皆去白术 术温燥而閉氣也

胸脇滿

胸滿多將表證 看半居表裏 脇間堅虛煩
宜熱須梔豉瓜蒂枳朮吐瀉
胸滿者 胸膈間氣塞滿悶也 心下滿也 脇滿
者 脇肋下氣脹填滿 腹中滿也 胸滿多帶
表證 脇滿多在半表半裏之間 大陽病下

後脉促胷滿桂枝去芍藥湯病在衛氣芍藥入榮其性利故去之　陽明喘而胷滿必猶帶表證不可下可與麻黄湯　胷脇俱滿或脇下鞕痛此半表半裏之證并用小柴胡湯和解　胷中虛煩客熱或從汗下後煩熱窒塞氣逆搶心并梔子豉湯吐之若氣弱則與梔子甘草湯若嘔則與梔子生薑湯　胷中痰實積結瓜蒂散吐之　又陽明病心下鞕滿不可下下之遂利不止而死法當湧吐

詳見傷寒解題此則胃中虛而氣痞也或用
半夏瀉心湯生薑瀉心湯　孫用和云胸滿
則諸瀉心湯審證用　邪氣留於胸中法當
湧吐其高者因而越之是亦然有吐汗下後
邪氣乘虛入而為煩是則胸中客熱以梔子
豉湯吐之此吐劑之輕者也不經發汗吐下
邪氣留聚煩滿痞實是之則胸中有寒以瓜蒂
散吐之此吐劑之重者也均之為吐又當權
衡

脇痛

脇痛多屬少陽家燥糞陽明並小柴裏未痞堅湯十棗陰筋引痛臟中乖

脇肋痛滿者邪氣在半表半裏之間也邪方傳裏未留為實氣鬱不行治當和解若夫裏水痛堅死下之不可也　少陽病脇痛耳聾寒熱乾嘔或脇下堅滿並用小柴胡湯和解之　陽明病不解轉入少陽脇下堅滿乾嘔小柴胡湯又陽明燥糞不大便脇下堅滿舌

上胎滑小柴胡湯　太陽弦咳嗽乾嘔微利
心下痞鞕引脇下痛身涼汗出或时頭疼此
為表解裏有水十棗湯下之　弦者脇下痛
素有痞積在於臍傍引小腹入陰筋俱作痛
此為臟結不治

自汗

自汗傷風暑不消風濕風溫衛雖調無陽
霍乱并柔痓更与陽明共九條
衛氣所以溫膚理而固津液也衛為邪所干

不能護衛於是而汗出焉此傷榮氣汗獨出之惟風暑濕之邪有干於衛皆為自汗之證也若夫汗已久稟汗極生熱熱則榮衛通腠理開又為陽明自汗是其熱越而汗出矣治法各自有條然而汗出以至髮潤或汗出如油或汗出如珠凝而不流此皆不治他病見之亦然

太陽傷風自汗脈浮緩者桂枝湯汗出而渴或小便難者五苓散不渴者茯苓甘草湯自

汗小便數者勿用桂枝惟芍藥甘草湯主之
自汗小便不數心煩微惡寒脚攣急桂枝附
子湯加人參芍藥以調榮脚必伸也、大陽中
暑汗出惡寒身熱而渴香薷散白虎湯或用
小柴胡湯　風溫多眠喘息自汗若誤汗之
必身灼熱譫語益用葳蕤湯　風濕額上偶
汗關節痛重恒微解肌通用敗毒散餘見衛本條
不和者臟無他病時發熱自汗出桂枝湯
亡陽者太陽證發汗多漏不止而惡風用桂

枚加附子湯又少陰證尺寸脉俱反有汗出額上手背皆汗為亡陽主咽痛吐利四肢疾急厥逆惡寒宜用四逆湯汗多不止溫粉撲之若汗不止惡風煩躁不得卧先服防風白术牡蠣湯次服小建中湯咽痛通用甘桔湯猪膚湯 霍乱吐利汗出發熱惡寒手足拘急厥冷四逆湯又中暑霍乱煩渴香薷散 柔痓大陽病身項反張口噤瘛瘲發熱汗出小續命湯 陽明汗多而渴發熱讝語大便鞕者

調胃承氣湯若小便自利而汗出者為津液少不可攻但用蜜導若汗多其胃汁乾急下大承氣湯。陽明汗多而渴勿用五苓散陽明反無汗脈浮而喘麻黄湯

無汗

無汗因六中太陽三陰剛痓證中詳矣陽明病兼陰易七例推尋各有方

腠理為風暑濕所干皆令自汗惟六邪中經腠理密緻則津液內滲病無汗焉此特備六

在表然耳若陰病若水飲與夫亡陽久虛亦皆無汗隨證各自有條惟熱病脉燥盛而不得汗此陽亢也嘗汗無汗與麻黃湯三數劑而汗不出者此亦不可治也知其亦可進則進知其不可則已之君請擇斯二者　小柴胡湯證云陰病不得有汗蓋三陰證本無汗其或有汗者亡陽也　冬陽明脉浮緊者必發潮熱脉但浮者必有盜汗黃芩湯主之　盜汗者邪氣方侵於裏尚連於表睡則衛氣行

裏而表陽不微因其表陽不微故津液得泄
光則氣散而週於表腠理閉為汗復止也是
之謂盜汗此邪在半表半裏之間法當和表
餘證無汗治法須有本條

頭汗出

頭汗者陽氣上蒸多黃尿秘引漿頻心忪
水結譫言血表裏柴胡小是蹤

諸陽之經循於頭三陰則至頸而還也裏虛
表寒腠理密微熱不得越故陽氣上騰津液

上湊而汗出於頭抑亦胞虛內涸使然耳夫
裏虛則不可下內涸則不可汗頭汗之證無
所謂表邪汗之糊不可也若夫陽明熱入血
室煩躁譫語候其過經利之以小承氣湯是
可無以權之哉大抵寒濕相搏與夫邪在半
表半裏之間則有頭汗設或小便不利內外
關格頭汗則為陽脫誤下濕家額上汗出面
喘或小便不利大便自利亦為陽脫二者皆
不可治臨診又當審斯　發黃證頭汗及頭

而止小便雖引水頻此受湿也茵蔯湯五苓散主之　水结胸證心下忪满無大热頭汗出小半夏加茯苓湯　譫言頭汗是為血热病屬陽明可承氣湯若心中懊憹而頭汗者梔子豉湯　半在表半在裏及餘證並小柴胡湯寒热往來微惡寒為表脇下满大便堅為裏　汗下後胸满微结寒热心煩喉渴為表未解柴胡桂枝乾薑湯或柴胡桂枝湯

手足汗

穀當作㲉不同

鞕

手足汍何汗不休胃中热聚液旁流热家
燥糞為讝語也證雖㲉水穀留
手足汗者热聚於胃而津液之旁達也亦有
亦聚於胃腸之挾宗則水穀不得蘊热則燥
糞讝語
陽明病手足漐漐汗出讝語大便難此热證
也与承氣湯下之
陽明中亦不能食小便不利手足濈然汗出
大便初鞕後溏水穀不分則不可下少与理

中湯

不得汗

汗之不得亦須益躁盛還無未必先身癢

浮遲惟有半陽明虛證若虫行

傷寒欲得汗與麻黃湯數劑而汗不出者不治熱病脈躁盛而不得汗諸陽之極亦不治二者蓋其病也亦有寒熱而厥忽兩手或一手無脈是猶重陰欲雨之時必濈濈然大汗而解其或投藥無汗而脈不至者亦不可治

也是可以容易淡哉雖然諸虛少血津液中乾亦不能作汗病人有挾宿恙此痰飲癥癖之類又陽汗而不能閉也少血無者血以汗之疾癖去開闊散氣以汗之是為法陳茱夫汗出以油喘而不休未有能生者也

服藥不得汗當用蒸法燒地令熱去其火以水洒之用桃柏葉杏沙糠麩共和鋪地厚三寸許上鋪席令病人仰卧衣被覆之待時周身至腳心皆汗出乃用溫粉撲即移上床

身痒脉浮迟为气虚亡阳不能作汗桂枝麻黄各半汤主之 阳明反无汗皮中如虫行此久虚也术附汤黄耆建中汤 凡发汗须令上下周遍身上衣被如常腰以下厚盖之若盖覆不周汗出不匝不流必致肢体偏搐

可与牛蒡根散

不可汗

不堪汗者脉微迟温湿虚烦坏病催经水忽来兼失血脐间动气并如之

病在表而脈浮者可汗表證無具若發渴者脈不浮是表猶帶裏也未可汗之傷寒不可汗條例最多其可汗者大抵脈證全在表也表固可汗然汗之太早太過或者津液泄而變生焉至於當下而誤汗則為亡陽為讝語為下厥上竭等證甚害人又速耳役或誤汗則真武湯以救解之羸脈甚者去芍藥有熱者去附子呼此救與也謹之謹之表中風寒裏則不消裏病表熱者雖無陽纔可以小辛之劑徐汗而溫散之

脈微弱為亡陽不可汗用桂枝二越婢一湯
尺脈遲為血少榮氣不足也不可發汗先與
黃耆建中湯以養血候其脈不遲即以小柴
胡湯桂枝二越婢一湯和解之　風溫濕溫
多有本條　虛煩似傷寒卻不惡寒身不疼
脈不浮並不可汗下可竹葉湯或小柴胡湯
壞病并吐汗下溫不解知犯何逆以法治之
並不可汗可小柴胡加減　但水道下未實
但虛不可汗小柴胡湯主之衄血下血雖脈

浮脉無汗然衄者欲愈下者亦欲愈不愈則
用桂枝湯但不可發汗　腹中左右上下動
氣築觸並不可汗下證治論用柴胡桂枝湯
動在左發汗則頭眩汗不止筋惕肉瞤為逆
先服防風白朮牡蠣湯汗止以建中湯与之
動在右發汗則衄而渴心苦煩飲則吐先五
苓散次竹葉湯動在上發汗則氣上衝心李
根湯動在下發汗則心中大煩骨節煩疼頭
痛目運入食即吐先用大橘皮湯止吐次小

建中湯　下利清穀用理中湯或大便不通
者皆不可汗　惡寒脉浮此為表證若渴則
邪欲入裏不可汗　咽乾喉塞亡血淋家衄
家瘡家動氣並不可汗汗證治論皆用小柴胡
湯厥逆不可汗當歸四逆湯

不可下

不可　脉浮及細虛惡寒嘔吐与之俟小便
自利并清少有熱仍兼失氣無
病在裏而脉實者可下　裏證悉具若惡寒若

脈不實是裏猶帶表也未可下之傷寒不可下條例最多其可下者大抵脈證全在裏也裏固可下然下之太早太過或者水穀脫而發生焉已於當汗而誤下則為痞氣為懊憹為結胸等證其害人又速耳設或誤下則地中湯丸以救解之或裏煩則少加烏梅或轉挨厥逆則兼與四逆湯藥呼此救兵也謹之謹之 脈來細小圓不可下若細小而牢堅又可下也

脉浮病在表不可下　脉浮大不可下
脉细虚或迟涩或尺部濡弱此凡皆為血氣
衰不可下也　恶寒在表之虚證雖陽明恶
寒則與太陽合病屬表可汗不可下　若少陰
證恶寒則温之　嘔吐者雖有陽明證謹不
可下小柴胡加生姜主之　小便自利汗出
在津液竭糞雖硬屬陽明但用蜜導而出也
猪胆汁亦可導也　脾約證大便堅小便數
者枳實脾約丸　大便堅小便清者熱不在

裏雖不大便不可下可桂枝湯汗之 少陰
證小便白為下焦虛宜用四逆湯 大便堅
小便少者津液還入胃必先鞕後溏不久自
出惟小便如常乃可下之 有表證脈帶浮
或惡寒或猶生寒熱並不可下 不轉失氣
謂不下泄也不下泄則先鞕後溏不可下大
抵陽明證欲下之先與小承氣湯若轉失
氣則必先溏後鞕更進 劑不轉失氣則止
又陽明證潮熱脈疾與小承氣湯不轉失

氣則与小柴胡湯若次日又不大便而脈濇則為裏虛荧者建中湯主之凡陽證而脈濇不可下　頭汗出而漾滾少胞中虛不可下唯陽明譫語血热頭汗則可下　諸虛少血厥逆唯閉咽吐亡陽陰実動氣皆不可下虛家附子湯厥逆當歸四逆湯咽喉閉塞烏扇湯嘔吐小半夏加吉皮湯無陽陰実而大便鞕者下之必清穀腹滿但用蜜導　左動氣下之則腹滿拘急氣食動身雖热反欲拳

先甘草乾姜湯次小建中湯　右動氣下之
則津液竭咽燥乾頭眩心悸竹葉湯　上動
氣下之則掌握熱煩汗出欲灌水竹葉湯
下動氣下之則腹滿清穀心痞頭眩甘草瀉
心湯

懊憹　憹平仄兩音

懊憹心堅悶隱胸舌間胎白豉梔供發黃
須與茵蔯蒿梔蘗湯陽明承氣攻

懊憹者懊惱鬱悶之狀蓋由表證誤下正氣

内虛於是客氣乘虛入而動膈煩鬱微痛特未至結胸之甚也由懊憹而結胸亦不難矣短氣煩躁胸中懊憹心下因鞕則為結胸用陷胸湯　舌上白胎虛煩不得眠心下懊憹或飢不能食頭汗出此邪熱鬱於胸中也並梔子豉湯吐之　陽明病下之後懊憹而煩胃中有燥糞此熱結於胃也承氣湯攻之陽明無汗小便不利心中懊憹者必發黃用茵蔯湯是則胃中邪熱前後二部俱泄之也

痞

痞滿悶沈痛不侵關浮肝熱用連芩惡寒而下先投桂痞利餘粮及瀉心

當汗誤下或病屬陰而反下之輕則為痞其狀心下滿而不痛按之則濡是其虛邪留滯故但滿而不痛也通用枳殼桔梗最良若欲攻之亦須表證已解則可矣

痞在關脈多沈枳實理中丸半夏瀉心湯主之桔梗枳殼湯尤妙　關脈浮而痞此爲肝

热用三黄汤泻其肝若或恶寒汗出三黄汤
加附子名附子泻心汤服汤后痞不去烦渴
小便不利五苓散主之　下后复汗心下痞
而恶寒表未解也不可攻痞当先与桂枝
汤表解乃可攻痞用三黄汤表未解而心下
妨闷曰支结用柴胡桂枝汤胸胁满而微结
小柴胡加干姜牡蛎汤表证在数下之协热
而利心下痞鞕表里俱病桂枝人参汤　下
利心下痞鞕干噫食臭腹鸣甘草泻心汤生

即

薑瀉心湯證治論用桂枝人參湯若利不止則治下焦用赤石脂禹餘粮湯又不止偏利小便用五苓散 發熱汗出不解嘔吐下利心中痞鞕用大柴胡湯下之此太陽證 吐汗下後噯氣痞鞕旋覆代赭湯若噫逆氣虛則先用四逆湯胃寒則先用理中丸後用旋覆代赭湯若虛煩心下痞脅氣上衝胸頭眩經脉動身振搖茯苓桂枝白朮甘草湯 十棗湯證須是身涼表解脅痛而痞則可用

結胸

結胸痛硬滿其中大小隨名用陷胸熱實

多煩渴不熱水兼浮脈宜小陷湯

病發於陽而下之早或當汗而誤下外證項

強心下滿硬而痛者結胸也結胸痛硬是為

實邪在裏法當下之若脈浮大者表證若水

氣成不可下亦有不經下劑而心下鞕滿者

此又有可吐可下不同焉經曰病人手足厥

脈作緊邪結胸中心滿而煩飢不入食當吐

界限

之是則病在胸中故也經曰陽明病心下鞕
滿不可下下之遂利不止而死是則邪氣自
表傳裏留於心下未全為實法當吐之故有
此戒也舊以是則從所謂高者因而越之是
余吐下關係判然天壤安可以法解裏決例
論之字要之法胃證法大要審其邪氣所在
而已矣或曰法胃證具加煩燥而不治者何
此胃氣絕也胃氣既絕安能布藥力以勝邪
也哉凡病在胸膈者上脘涪滯痞塞氣促咳

藥不能下咽

結胸寸脈浮關尺皆沉或沉緊俱當下若脈浮大或有表證則先用小柴胡湯表已解即下之　大結胸不按而痛胸連臍腹痛硬不可近大陷胸湯陷胸湯太峻今用其只陷胸丸　小結胸按之而痛只心下硬用小陷胸湯　熱實結胸懊憹煩渴心下痛少與大陷胸湯　寒實結胸無熱證三物白散枳實理中湯丸　水結胸心下怔忪頭汗出無大熱

病

小半夏加茯苓湯小柴胡去棗加牡蠣湯
臓結亦是結胸一種但舌上胎滑時時下利
陰筋引痛有本條　痛人血結胸此热入血
室見譫語條下膿血條　結胸先理其氣用
桔梗枳殼湯枳實理中湯渴者加括蔞根證
治論法藥不愈用增損理中丸凡結胸理氣
已平旋後大便澁者須利導之否則热邪結
留塊血　誤下後未成結胸急与理中湯救
解　陰毒陽毒隨氣逆上伏於胸中亦有結

胃痛硬之證治法詳見本條

氣短

氣短裏實熱未潮風濕溲難汗自流停水心間并裏水太陽誤下結胸居

氣短者呼吸短促而不能相續是也其間呼多吸少皆不數焉千金曰少氣不足以息者危金匱曰短氣不足以息者實大抵短氣為實亦有表裏虛實之異心腹脹滿而短氣者邪在裏而為實也心腹濡滿而短氣者邪在

表而為虛也其或怔忪氣短此則心下停水
致之倖誤不精其差千里信矣哉 氣短潮
熱腹滿而喘此為外欲解而裏實小承氣湯
大柴胡湯 風濕相搏汗出短氣小便不利
惡風不欲去衣其邪在表甘草附子湯 食
少飲多水停心下亦令氣短小半夏湯 身
涼乾嘔短氣汗出不惡寒此表解而裏有水
十棗湯 誤下太陽短氣煩燥心中懊憹因
鞕便為結胸大陷胸湯丸 更發黃
一證

喘

喘不热热解表宜汗多潮热里攻邪满胸合病尤须汗水嗽青龙杏去麻

经云肺气实则喘逆上气不以气逆者邪气为实耳伤寒发喘邪气在表者心腹濡而不坚外证无汗法当汗之邪气在里者心腹胀而为满外证有汗法当下之又有水气作喘心下怔忪即水为邪是以有小青龙之证若经汗下遍水不获痊愈喘促上攻壅塞而不

得息可以瓜蒂散從權吐之呼喘特病之常也其或直視譫語而喘汗出發潤而喘身汗如油而喘皆不可救此邪氣内蹙而正氣欲絕也臨機對境盡消息焉 麻黄專上喘喘家湯劑多用麻黄

太陽證無汗而喘麻黄湯或誤下之利不止脈促有汗而喘葛根黄芩黄連湯下之微喘者桂枝加厚朴杏子湯發汗後不可更行桂枝湯若汗出而喘無大熱者麻黄杏仁甘草

石膏湯　陽明證汗出不惡寒氣短腹滿潮熱而喘小承氣湯若脉浮無汗而喘即汗之用麻黃湯　太陽陽明合病喘而胸滿勿下可麻黃湯水氣嗽喘乃太陽汗後飲水多而水停心下小青龍去麻黃加杏仁主之小腹滿者小青龍去麻黃加茯苓　陰證喘脉必似脉伏而厥逆陰丹五味子湯鼻息鳴喘氣逆上衝孫用和用麻黃湯加橘皮杏子久喘咳嗽感冒鼻塞易簡九寶湯

咳嗽

嗽家喉喘膀胱之熱留壓植少陽若是

少陰頻下利四肢沈重更清涼

肺主氣氣而不下則嗽熱邪乘之氣則燥帶之邪乘之氣則次滯水飲乘之又与氣搏熱之水飲皆生痰壅嗽之所從始乎陰陽治法固自有條其間水咳三證不可無辨小青龍湯太陽之表水也十棗湯太陽之裏水也真武湯陰證之水氣也常須識之雖然古人

一藥對一病所之安在哉曰水与表寒相合
而咳則小青龍汗之水与裏寒相合而咳則
真武湯溫之裏寒合水動肺而嗽為十棗所
以下之也　太陽病身熱嗽喘心下怔忪乾
嘔微利此水氣在表小青龍湯小便不利小
腹滿者去麻黃加茯苓發熱惡寒身體痛者
只依本方若身涼咳嗽乾嘔微利心下痞滿
引脇痛為裏有水十棗湯　少陽病寒熱
往來胸脇鞕滿而痛咳嗽小柴胡湯或微利

去人參生薑棗加五味子乾薑 少陰病水
氣咳嗽四肢痛重腹痛下利或嘔真武湯加
味子乾薑細辛少陰咳而四逆或腹痛或泄
利或悸四逆散加五味子乾薑少陰咳而嘔
渴心煩不得眠下利猪苓湯 熱咳金沸草
散或唾膿血小柴胡加黃芩或黑豆入生薑
煎湯 咳嗽頭痛不惡寒身大熱若臍腹亦
有熱而內作痛其須下之用大柴胡湯張氏
曰發汗不解腹滿痛者急下之可大承氣湯

又曰腹中滿痛此爲實大柴胡下之　咳嗽
中滿而喘用大半夏湯解利以後胃亦不食
則理中湯加橘皮半夏茯苓細辛五味子痰
多二陳湯加細辛五味子治嗽通用大橘皮
湯

咳逆

咳逆垂危者胃亡橘薑半夏勝靈丹不瘥
亂下痞後發腹滿之時療已難
咳逆俗謂之噫古人謂之噦蓋胃氣本虚吐

下太過或復与之水以發其汗胃虛氣逆噫噦生焉病勢至此極矣雖然噦逆出於胃者固也其有水挾之氣擊搏而成者則茯苓半夏逐水主噫宜桂丁香下氣降之又有熱氣擁鬱氣不得通而成者則小柴胡加生薑自有佯倒惟是噦而腹滿不問小便或後部不通此為真病雖有神醫末如之何橘皮乾薑湯羌活附子散半夏生薑湯退陰散主之以意擇用不瘥即灸乳下其法婦人

屈乳頭向下盡處骨間三壯丈夫乳小以一
指爲率亦三壯男左女右艾炷如小豆許大
抵乳直下陷中有動脉處是詳見下膿血條
證治論曰嘔手足逆冷小橘皮湯若加胃滿
虛煩不安大橘皮湯　陽證咳逆潮熱小柴
胡湯加生薑去皮竹茹湯仍視其大小便何
部不調即通利之嘔而腹滿大便不利小承
氣湯嘔而腹滿小便不利豬苓湯　陽明傷
風脉弦浮小便難潮熱而嘔小柴胡加茯苓

湯
易簡論傷寒咳逆為惡證他病見之亦
然以半夏生薑湯主之又方丁香柿蒂益湯
調蘇合香丸大抵咳逆不止者不可救藥
水氣乘肺亦主噫逆微喘當以表水棄水法
治之見咳嗽條 類聚卷三十五傷寒门 九葉三十一至六十七六

傷寒類書卷四

乾嘔

乾嘔身熱小青龍涎沫茱萸汗桂佐下利

自通并四逆脇疼十棗之攻

乾嘔者嘔而無物出也大抵熱在胃脘與穀氣并熱氣上熏心下痞結則嘔而無所出焉少陰下利姜附主下利也厥陰吐沫茱萸主涎沫也汗出乾嘔桂枝主自汗也邪在則嘔者言之矣若夫水氣二證又當以表裏分之發

熱頭喘而乾嘔者此則水氣在表与青龍湯不發熱不惡寒腸痛咳利而乾嘔者此則水氣在裏与十棗湯是又不可無別然而表水裏水皆有咳嗽何耶曰水氣乘肺也

表不解心下水氣身熱乾嘔微喘或利小青龍汗之　乾嘔吐涎沫頭痛一云少陰一云厥陰並吳茱萸湯以湯反劇者則与小柴胡湯　汗出頭痛乾嘔桂枝湯　少陰下利乾嘔脉微白通湯利不止乾嘔而煩厥逆無脉

白通加猪膽汁湯裏寒外熱脈微欲絶或乾
嘔通脈四逆湯　身凉汗出腸痛乾嘔心下
痞硬短氣欬而脇利不惡寒無表證此裏有
水十棗湯下之　胸上有寒飲乾嘔亦屬少
陰用四逆湯　證治論乾嘔而利黃芩半夏
生薑湯　胃中似喘不喘似嘔不嘔似噦不
噦憒憒然無奈者生薑半夏湯

嘔吐

嘔吐陽明氣逆行故為胃熱後寒亡太陽

合病利不利隨證三條各有評

表邪傳裏裏氣上逆則爲嘔吐水穀不下是也傷寒嘔吐有胃熱有胃寒有水氣有膿血辨是四者而已胃熱者脉數或緊必有口苦舌乾煩渴之證胃寒者脉弦而遲必有逆冷不食大小便自利之證水氣者先渴後嘔脇滿悸忪若胃脘膿血則腥氣燥氣奔逆上衝而不得嘔家有癰膿不須治膿盡自愈又謂服桂枝湯吐者其後必吐膿血是矣大抵嘔

吐皆有所出已下咽而出者嘔也未下咽而
出者吐也吐特甚於嘔耳若嘔以嘔無所出
則其間所謂乾嘔者獨何耶嘔吐多屬陽明
氣逆而上行戒不可下汗後水藥不入口者
逆嘔而脈弱小便自利微熱而厥者虛極難
調也生薑嘔家聖藥熱燥者烏梅代之
陽明嘔吐小柴胡湯加生薑生氣陽證通用
嘔而發熱小柴胡湯嘔而渴豬苓湯先嘔後
渴此爲欲解急與水解先渴後嘔爲心下停

水赤茯苓湯汗後或瘥後胃脘餘熱虛煩嘔
吐竹葉湯加生薑汁吐汗下後虛煩不得眠
而嘔梔子生薑湯　寸脉數煩熱而吐爲胃
熱五苓散竹茹湯小柴胡湯汗下後關脉
遲緩而吐爲胃冷理中湯正氣散加生薑冷
多不飲水而吐理中湯去朮加生薑　太陽
少陽合病自利而嘔黃芩加半夏生薑湯
太陽陽明合病者自利若不利但嘔葛根加
半夏湯胸中有熱胃中有邪氣腹痛氣逆欲

嘔黃連湯　太陽發熱汗出心下煩鬱痞鞕下利嘔吐大柴胡湯　少陰嘔證四逆湯加生薑水氣或欬或悸或痛自利真武湯去附子加生薑膈上有飲乾嘔吐涎沫四逆湯若更吐利手足逆冷煩躁甚者吳茱萸湯又手足冷心中温温欲吐不得吐脉弦遲為胸中實可吐之或用半夏湯入生薑汁並服　少陰温毒發斑心悶而嘔身熱是也有本條　水逆證渴欲飲水水入即吐小腸不利故也五

苓散小半夏茯苓湯　金匱云治嘔吐穀不
下小半夏湯似喘似噦似嘔心中潰潰生薑
汁半夏湯大小橘皮湯　傷寒厥後吐下寒
氣隔塞食入口即吐乾薑黃芩黃連人參湯
汗後水藥不入口者逆半夏茯苓湯　嘔吐
膿血見吐血條

吐血

吐血法陽受熱邪表之不發無醫家因而
熱毒流於臟地血三黃散剤嘉

諸陽受热其邪在表当汗不汗致使热畜入臟積瘀於内遂成吐血蓋傷寒失汗則邪热化为惡血或藴畜不除亦能蓄瘀其血凡眼閉目红神昏語短心悩痛悶眩冒迷忘漱水燥煩嘔吐喘促驚狂譫語鼻衄唾红背汗出宍骨热膚閉四肢厥逆多汗秘痰胸脇小腹满急大便黑而微利小便多而不禁此等皆瘀血證也男女均有此血脈婦人傷寒尤多見之以其經病於經水未去之期或受病中

九當作丸

間經水適至再血之爲痛大抵夜重日輕或晝明了而暮譫語血屬陰從其類也前證不必悉具但見其一二分曉便作血證主張犀角地黃湯小柴胡湯桃仁承氣湯三黃湯九酌量輕重用鹿血法甚抵當湯丸主之諸湯皆以川芎爲佐取盡大便黑物則佳雖然偏宜咯血嗽雖救療況吐血乎凡吐血皆氣美恙初病猶可用工有陸續而來或便數時而復吐去斷不可救藥也　方藥詳見解題通

用藕節汁一小盞入新汲水煎茅花主之血
熱去黄連阿膠湯證治論用地血散蘗皮湯
三黄瀉心湯　大下後寸脉沉遲尺脉不至
咽喉不利唾膿血去麻黄升麻湯此有兩證
一陽毒一少陰在陽毒則或用陽毒升麻湯
在少陰則或用甘桔湯加半夏生薑汁　服
桂枝湯吐去其後必吐膿血犀角地黄湯
外傷寒證而吐血去与蛤粉散若虛勞咳嗽
吐血口苦咽乾真黄芩湯主之

衄血

衄血膀胱病欲瘀脈微發表病家穩際而無汗麻黃進汗後熱熾以桂投

經絡熱盛陽氣擁重迫血妄行出於鼻中為衄其熱在表也是雖未熱邪猶在經然亦不可發汗汗之則額上陷脈緊急直視而不得眠古人戒之所以無汗用麻黃有汗用桂枝者非治衄也散其經中邪氣耳若邪氣不得發散擁迫於血而衄復不止也太陽衄血固

為欲解或有衄血不止但頭面汗出其身無汗及發汗不止是也又為惡證當明辨之

太陽證衄血及服桂枝湯後致衄者皆陽氣盛長病欲解也犀角地黃湯 衄而脈微不可發汗与犀角地黃湯黃芩芍藥湯衄不止茅花湯 無汗而衄脈尚浮緊可再与麻黃湯 有汗而衄脈尚浮緩可再与桂枝湯

衄而煩渴欲飲水水入即吐者先服五苓散次服竹葉湯 陰證本無衄若少陰厥而無

汗張發汗必動血血從耳目口鼻而出是為下厥上竭不可治治要方用黑錫丹 千金云凡時行衄血不可斷之如或過多可斷以龍骨末吹入鼻九竅出血通用 陽明發熱口燥漱水者必衄見漱水條謹不可汗

膿血

下膿血宜必瀲言濕毒無如腸垢鮮清穀

蓄堅臍下苦滿膀胱熱結六條全

衝脈為血之海即血室也男女均有此血氣

亦均有此衝脈衝之以熱血必妄行在男子則為下血溲溺在婦人則為經水適來適去之時從氣當虛邪乘虛入或熱退而胸滿譫語或蓄血而並熱似瘧皆謂之熱入血室私竊怪夫世俗常談凡病皆先調氣而血之一字念不到焉其間一二亦知理血則曰婦人有之不思血氣則陰陽也有陰抱陽中兩間而為人誰獨無此血氣哉是則陰朱之書所謂桃仁承氣湯抵當湯丸之類是特為婦人

設曰然而血證之脈何如曰緊血者脈來作濇作數閃灼明滅或沈細而隱伏也若夫血熱交攻則寸關浮盛大抵多於左手見之左手主血固如是爾經云血上逆則忘血下蓄則狂下焦蓄血不便必自利血結之處又當以此推之外證具乎吐血汗解

陽明病下血譫語或胸脇滿如結胸暮夜如見怪狀此為熱入血室頭汗出者刺期門以瀉肝若不利今用小柴胡湯加生地黃枳殼

梔子仁　腹痛身熱下膿血如魚腦如爛肉
汁日濕毒桃花湯地榆散黄連阿膠丸治要
方用胃風湯加木香或除濕湯　熱氣乘虛
入於腸胃臍下有熱泄汗赤黄白腸垢黄芩
湯白頭翁湯蘗皮湯　無表裏證已下後脉
數不解消穀易飢多日不大便此有瘀血桃
仁承氣湯抵當湯或小柴胡加桃仁大黄又
腳約證胃熱消穀有本條　下焦蓄血其人
如狂小腹結急小便必自利與抵當丸或小

柴胡加桃仁大黄抵當湯大峻合用者只與
抵當丸 太陽病不解熱結膀胱其人如狂
而血自下下者愈不愈用桂枝湯 麻血炙
甘草半錢川芎各附倍之枳殼又倍之劑汲
水煎入醋下 失血少血或尺脈遲或沈脈
不出湯劑中須以人參為佐
期門即三焦之府取穴以病人中指中節為
寸令仰卧從臍心正中向上五寸以墨点定
從墨点兩邊横量各二寸半大約直兩乳是

期門穴也針入四分此證治論穴法可與咳

逆條亂下穴參用

發黃

發黃屎秘引清將便黑屎多血證黃身熱

足瘦為中濕鼻乾腹滿胃風傷

發黃者濕氣在裏復蘇熱於脾胃蘊濕不散

而得之或病屬陽而用溫內熱而被火氣發

黃也濕氣勝則如熏黃而晦熱氣勝則如橘

黃而明傷寒至於發黃乃陽無陰病勢已極

不可以尋常目之，此所謂寸口無脈，鼻出涕
氣，此所謂形如煙熏，搖頭直視，此爲漏環以
黧黑兼汗發黃不治者亦多矣。然而發黃之
與瘀血大抵相類，又何以辨之？曰：小便不利
者爲黃，小便自利則瘀血也。　千金云：酒疸
下之，後爲黑疸，土瓜蔓根搗取汁效。
黃瘴證，脈浮滑而緊數，尿秘，頭面汗出及頸
而止，渴引水漿，茵蔯湯、五苓散加和茵蔯湯
或五苓散下退黃連圓。　血證發黃似狂

小便多大便黑桃仁承氣湯犀角地黄湯抵當圓　太陽中濕發黄多熱身痛頭汗目黄蓋當濕在裏故之可五苓散梔子蘗皮湯茵欲解散則用麻黄連翹赤小豆湯餘見中濕條中濕與發黄不利小便似其治也　陽明傷風發黄易飢氣短腹滿鼻悶乾心脇痛小便難潮熱咳嗽咽痛息短頭弦嗜臥脈弦浮大小柴胡加茯苓　初發黄急用瓜蔕末口含水搐一字許入鼻中出黄水次服茵蔯五

苓散

發斑

斑如溫毒黑青良熱病重陽別有方裏實
表虛因發出若還發汗愈增瘡

病證屬陽誤投溫藥或當汗不汗或當下不
下或汗下未解陽熱內鬱蒸淫外迫熱毒入
胃皆以發斑蓋熱必傷血血熱不散裏實表
虛由是熱氣乘虛出於皮膚輕則如疹子重
則如錦紋是爾斑家謹勿發汗汗之重令開

泄瘡爛又加多也凡斑既見一二須早圖之
日子稍延獨陽絶陰不可救藥其發黑斑者
極劇胃爛無及矣然而斑之方萌与蚊迹類
焉又不可誤用藥也發斑多見於胸腹蚊迹
多在手足之間閒而陽脉洪大病人昏憒先
紅後赤者斑也陽脉不洪病人自靜先紅後
黄者蚊也發斑屬陽毒具而陰脉形或大
便自利或怫鬱氣短而燥糞久不得通盧扁
復生莫能施其巧

温毒發斑冬月冒寒至春間陽氣盛則發病
傷吐汗下而表未解毒未消也黑膏主之肌
肉斑爛咳而心悶下利嘔吐清汁下部瘡或
口瘡黃連橘皮湯葛根橘皮湯 熱病發斑
時氣發斑大青四物湯猪膽雞子湯 陽毒
曰重陽發斑有本條 咽痛者玄參升麻湯
發斑通用升麻葛根湯化毒散犀角地黃湯
熱多者玄參升麻湯加生薑烏梅又黃連一
物湯青木香一物湯可擇用有下證者少與

調胃承氣湯孫兆用紫雪一劑後治論用白
虎加人參湯 發斑湯劑須以紫草川芎為
佐血熱内結者與小柴胡湯 發斑小兒稀
疎色紫鮮紅者易治或如錦紋癮起餅搭者
難治若初發色紅漸次紫黯日久黯又轉其
面色肌肉黧黯者斷不可救初發便如黑誌
者亦然赤斑五死一生黑斑十死凡内外熱
熾汗下不解煩悶咳嘔必發目赤便是發斑
之證

舌白胎

舌胎大熱疼名瀉利腹痛兮嘔惡兮懊憹
脇腔并中濕更兼臟結亦堪看

病家邪氣在表舌上無胎自傳入裏津液結搏則舌生白胎滑之狀是亦丹田有熱也熱初傳裏其舌胎滑熱氣漸深其舌胎澁熱聚於胃舌為之黃若舌間黑色則病已深而熱已極矣經云熱病口乾舌黑者不治蓋舌屬心心屬火黑者腎家賊熱行勝五臟反尅

其脈先乎

尺寸脈緊，口中熱氣而乾燥，足冷溲赤，鼻中涕出，舌上胎滑，勿妄治也。到七八日以來微熱，手足溫，為欲解。或七八日以上反大熱者難治。若腹痛者，必欲利，與理中湯。若惡寒者必欲嘔，與小柴胡湯加人參、栝蔞根。

太陽誤下，胃中空虛，客熱動膈，懊憹，舌胎梔子豉湯。或陽明證具，其脈浮緊，下之而懊憹，舌胎用藥同。

陽明脇下鞕滿，不大便而嘔，舌上

白胎小柴胡湯　陽明中湿舌上生胎以丹
田有热胸中有寒湿也五苓散主之　臟結
少陽陽明舌上白胎有本條　舌黄者法當
下之舌黑者不治

口燥咽乾

口燥陽明背惡寒人參白虎瘥咽乾少陽
專以柴胡治陽證宜須急下安
脾胃有热津液涸少所以口燥舌乾然而口
中乾燥汗之將何如曰汗之重無津液其咽

乾者尤不可汗也治法用自有條或依條用藥而口中尚更不和則當以麻血推之蓋慮煩漱水口燥唇乾血證有之矣　陽明口燥咽乾無大熱背微惡寒煩渴白虎加人參湯渴欲飲水者用藥同　少陽口燥咽乾小柴胡湯　少陰口燥咽乾而渴者急下之用承氣湯　血證口燥唇乾見漱水條　狐惑咽乾唇瘡声啞有本條

煩燥

煩燥来時熱氣升陰分陽勝太陽經陽明
躁輩連胸痛腎傷陽虛陰燥乘

心主火腎主水心熱則煩腎熱則燥此通論
也傷寒煩燥則有陰陽虛盛之別焉陰虛而
陽勝則爲煩陽虛而陰勝則爲躁有先煩而
漸加躁者有先躁而後復煩者煩其熱之輕
燥其熱之甚也或邪在表或邪在裏或陽勝
或陰勝或火邪條例不一當詳察而調理之
設若結胸證具而煩燥吐利四逆而煩燥下

利發熱厥逆而燥不得眠惡寒踡臥脈不出
而燥此皆不治之證或去見幾而作聲之可
乎
太陽證煩燥寸關脈浮數身熱是也風寒俱
盛其脈浮緊無汗而煩燥者汗不汗其人煩
燥並用大青龍湯心中悸而煩燥小建中湯
熱六七日渴欲飲水五苓散無熱但狂言煩
燥五苓散水調服刺吐之自汗心煩小便數
不可與桂枝湯只用芍藥甘草湯服桂枝後

汗出煩渴甚脉洪大白虎加人參湯　陽明發煩燥以多日不大便有燥糞故遶臍痛而煩燥也以承氣湯隨症用　少陰證煩燥尺寸俱沉厥冷自利是也心煩不得臥黄連雞子湯黄連阿膠湯吐利厥逆煩躁欲死吳茱萸湯茯苓四逆湯下利咽痛心中煩滿猪膚湯下利欬嘔煩渴不得眠猪苓湯無汗而躁時時自煩欲去衣被大柴胡湯　太陽病以火熏之而不得汗亦故煩燥或火熨其背

令人汗出大熱入胃而煩燥並黑豆並湯解之　汗後煩不得眠欲水者少與之小便不利與五苓散　下後晝煩夜靜不嘔不渴無表證脉沉微乾薑附子湯　若兼懊憹可與梔子豉湯發汗若下之病仍不解而煩燥茯苓四逆湯　吐汗下後虛煩心下痞滿氣上衝胸頭眩經動身為振振搖茯苓桂枝白朮甘草湯虛煩附入胃滿悸　瘥後胃弱不能勝穀然致微煩減穀則愈仍與小柴胡湯　陰極發

燥或陰盡用火熨灸及投熱藥以致發燥者並不可誤用涼藥燥甚仍與熱劑用四逆湯返陰丹　陰盛隔陽身冷大燥欲飲水不入口不得睡脈細沈即有本條

渴

渴為陽明太陽證汗是陽明利少陰陽盡熱多并中暑其人引飲喜盃深

熱氣薰蒸津液耗少所以皆渴熱邪深淺條例不同然是渴共大抵裏有熱也或曰六經

外證獨少陰曰渴厥陰曰煩何耶少陰屬腎主水熱氣既深胃水易竭安得而不渴厥陰屬肝心之母也病主消渴飲水多而小便少是其裏熱已極乎氣乘母於是挾心火以為煩惟煩則消矣凡渴證用藥並去半夏以其性燥而逐水也若先嘔後渴則為欲解當與之水先渴後嘔則為水停心下屬赤茯苓湯故併述之

太陽發渴則脈浮表不解心下水氣小青龍

湯去半夏加栝樓根 服桂枝湯汗出後煩渴
甚去白虎加人参湯 小便不利而渴五苓散
身熱悪風手足温脇満而渴小柴胡去半夏
加人参栝樓根 太陽病無汗而渴勿用白虎
湯可小柴胡若汗後脉洪大而渴可少与
白虎湯 風温灼熱而渴栝樓根湯 陽明
發渴則有汗脇下鞕不大便而嘔舌上白胎
小柴胡去半夏加人参栝樓根 陽明病汗多
而渴勿用五苓散可竹葉湯若汗少小便不

利脉浮而渴与五苓散一云猪苓汤然本方
内有阿胶滑石其性尤利又当审之少阴热证
头汗出小便不利渴引水浆茵蔯汤茵蔯五
苓散　少阴发渴则自利咳而呕引水饮猪
苓汤下利而渴欲饮白头翁汤脉微细欲吐
不吐心烦但寐小便白下利而渴四逆汤
阳毒大热大渴黑奴圆主之　中暑渴者白
虎加人参汤若渴不已與酒蒸黄連圆　渴
欲饮水水入则吐曰水逆五苓散

漱水不嚥

漱水陽明衄血時頭疼口燥熱生肌發狂瘀血無它熱犀角桃仁數例推

唇燥口乾血證類有之必欲取水而灌漱也然漱水而不飲水何哉蓋渴者易為飲陽熱入裏胃中液乾雖不與水耳惟夫上焦瘀血下焦蓄血乘肺發燥渴證獨無是以飲水而不欲下咽也漱水條例惟血證有焉

陽明身熱頭疼口燥漱水不欲入咽必衄血

脉微芤犀角地黄湯紫菀湯　無表證不寒

熱胸腹滿唇躁口乾漱水不嚥小便多此為

瘀血必發狂輕者犀角地黄湯桃仁承氣湯

甚者抵當圓取盡黑物為度

可與水

可水除煩使胃和常須少与勿令多若還

不与無由汗解与還因水致病

病非大渴不可与水渴不与水無由作汗則

喘而阻也傷寒飲水是以欲愈之候若渴者

与之過多或小渴而強与之飲腹中热少一
不能消停飲作害者多矣曰水结曰喘哮曰
咳噎曰嘔噦曰腫滿曰下利曰小便不利安
有不自外氣得之詐視又當識此
太陽病發汗後大汗出胃中燥不得眠其人
欲飲水當少与之胃和則愈　厥陰病渴欲
飲水者与水則愈　霍乱發热頭痛身疼热
多飲水者与五苓散　嘔吐病在膈上後必
思水者与猪苓湯　水逆證見嘔吐係　水

結證見頭汗出者　飲水多水停心下氣上
乘心則為悸水氣結於胃脘則為水結胸胃
中虛冷則為噦冷氣相搏為噎上迫於肺
則為喘噎入腸中則為下利邪熱所搏蓄
於下焦則為小便不利小腹滿而裏急溺於
皮膚則為腫重　飲水過多者　五苓散導之

小便自利

小便自利血相干　蜜導陽明證宜脾約
讝言脈弱厥太陽汗下大便難

小便自利者血證則腎虛也惟血證則小腹結而如狂惟腎与膀胱俱虛則不能約制水液是二者小便皆自利也若腎虛而挾熱為故作瀝作痛謂之小便數

傷寒下焦有熱小腹必滿然小便不利今反自利者此血證也法當下之又有病在太陽遍身發黃其脈沉結小腹鞕滿而小便不利此則非血也若或小便自利其人如狂血證諦矣下之抵當湯圓　陽明自汗然小便少而

反自利者津液留也糞雖硬但以蜜導猪胆汁亦可以導　少陰四逆小便自利爲虛寒用四逆湯或真武湯去茯苓若小便白亦是下焦虛寒與四逆湯　小便數大便鞕此爲脾約脾約圓麻仁圓主之張氏云趺陽脉浮而濇浮則胃氣強濇則小便數是爲脾約趺陽胃脉也此證濇數引飲蓋胃壯而熱矣　傷寒脉浮自汗小便數若胃不和而讝語少與調胃承氣湯　太陽自汗四肢拘急心煩微

悪寒脚攣急小便數誤服桂枝得之便厥而与甘草乾薑湯芍藥甘草湯 太陽吐汗下後小便數大便因鞕小承氣利之 小便尿血證治論用延胡索散

遺溺

遺溺風濕或利腸腹澀身重令三陽下焦不約膀胱血脈絕狂言五證詳

水液之餘未入胞而爲小便胞中虛寒不能約制水液加以邪氣乘之故旋溺自遺而不

禁也風溫脉浮自汗体重多眠鼻鼾鳴息語
不欲言誤下則小便不利直視失溲 三陽
合病腹滿身重口中不仁面垢譫語遺尿並
不可汗下小與白虎湯 膀胱蓄水下焦不
攝則亦遺溺經云邪中下焦陰氣為慄足膝
逆冷便溺妄出令用四逆湯 下焦蓄血小
腹結急小便自利不禁經去桃仁承氣湯重
則抵當湯圓 狂言直視遺尿腎絕不治
小便難

小便汗竭胃乾空多汗陽明並戒通引飲
濕黃須要利濕雖虛熱家胞中
汗自外泄津液中乾此小便所以不通也或
陰虛而陽湊之小腸伏熱亦令旋溺赤黃數
且難矣素問曰陽入陰分則膀胱熱而小便
難其謂是乎多汗者以利小便為戒伏熱者
以涼劑行之若夫中濕發黃不利小便非其
治也　發汗多亡津液胃中乾小便不利及
陽明汗多小便不利者並不可利之小便自

利則愈　引飲過多下焦有熱小便不利脉
浮者五苓散脉沉者猪苓湯　中濕發黄家
並與利小便　小便難者陰虚而陽湊之故
小便黄爲下焦熱以瞿麥滑石能利之木通
散亦可　太陽汗後漏不止而惡風四肢急小
便難桂枝加附子湯　陽明中風脉浮弦大身
黄鼻乾氣短腹滿潮熱時噦心脇痛嗜臥小
便難小柴胡加茯苓　素有水氣乎熱而咳
表不解心下停水小腹滿小便不利小青龍

湯去麻黄加茯苓汗下後發熱頭項強痛無汗心下滿微洩小便不利桂枝湯去桂加茯苓白术嘔而發熱胸脇滿心下悸小便不利小柴胡去黄芩加茯苓少陰痛小便不利四逆散加茯苓　瘥後腰下有水氣牡蠣澤瀉散主之

大便下利

利唯脾胃冷時阻不渴腑之渴腎虛腸垢鴨溏并濕蟲識言備載古人書

下利須別陰陽三陽下利身熱太陰下利手足溫少陰厥陰下利身涼無熱此大槩也自利不渴小便色白脉微清穀厥冷惡寒凡此皆宜渴欲飲水尿色如常泄下赤黃發熱後重凡此皆熱要之風邪入胃木來勝土故大腸暴下其裏虛協熱者下利尤多或解散或和解或攻泄或溫中或固下焦或利小便隨證有餘但不宜發汗蓋邪氣內攻若外復泄其津液則胃氣轉虛必脹滿矣然則下利之

脈候如曰多涼脈小者順多熱脈大者逆大
則為虛微弱則自止滑而數者是又有宿食
也若夫下利讝語而目直視下利厥燥而不
得眠下利發熱汗不止或厥不止下利厥冷
無脈灸之身不溫而脈不回下利日十餘行
其脈反實皆邪勝正氣而下脫五奪之最急
者也雖有工巧將焉用哉　太陽陽明合病
下利頸痠目疼鼻乾脈浮長葛根湯　太陽
少陽合病下利頸痠胸滿乾嘔脈浮弦黃芩

白

渴嘔者加半夏生薑 少陽陽明合病下利
身熱胸脇滿乾嘔往來寒熱脉長大而弦為
負負者死但長大而不弦爲順又脉滑而數
則有宿食小承氣湯下之遲而滑者亦少下
之 太陽自利不渴四逆湯理中湯术附湯
少陰自利必渴腎虚引水自救脉微者白通
湯厥逆無脉白通猪胆汁湯通脉四逆湯若
渴而嘔咳心煩不得眠猪苓湯自利清水色
青心下必痛口中乾燥者不可温須下之用

大承氣湯三陰下利法當用溫若自利清水心下痛口乾燥須下之下利證渴屬少陰固也然三陽亦有飲水者乃有熱也　協熱利者曰腸垢臍下必熱便中垢膩赤黄或飲水乃熱也黄芩湯白頭翁湯蘗皮湯此證惟黄芩最妙凡協熱下利通用之　胃寒利者曰鴨溏臍下必寒腹脹滿便中黄白青黑或清穀四逆湯理中湯白通加附子湯寒毒下利而戴陽者下虛也　濕毒利去膿必痛下膿

血必魚腥必燗肉汁桃花湯地榆散黄連阿膠湯或用除濕湯胃風湯加木香　下利譫語有燥屎也脈不弦細可下之用小承氣湯三部脈平心下硬而下利者腸胃有積結也急下之　下利心下痞者詳見痞條　陰毒陽毒亦有下利有本條　下利身痛腹滿清穀急救裏用四逆湯脈藥以清穀止但身痛者急解表用桂枝湯　因下焦利小便方論見痞條風邪入胃下利熱則以黃散冷則不

換金正氣散或加乾薑木香　假如他病腸
風失血崩中漏血之人從而下利大腸裏急
痛不可忍雖與巴豆取積已行疏導其痛獨
存者此氣積也榮血虧少陽剛勝陰故不投
藥當以用芍藥為佐榮氣一調其痛立止設或
小便不通五苓散不能作效當以分心氣飲
加川芎麥門冬與之自然快利或便血痢
腹中痛甚疏通雖投痛未得平亦當為之調
血

霍亂

霍乱渴来用五苓，寒多不水理中尋，增寒厥热薑甘附，中暑香薷煩腹痛侵。

張氏但稱吐利者非霍乱也，霍乱邪在中焦，以飲食無節，居處不常，以之飲食傷寒，陰陽乖隔，上吐下利而燥擾痛悶，是其候。偏陽則多熱，偏陰則多寒，卒然而來，危甚風燭。許仁則謂濕霍乱死者少，乾霍乱死者多，蓋以所傷之物或因吐利而出，泄泄盡則止，其死少也夫上不得吐下不得利所傷之物擁閉正氣關隔陰陽煩燥喘脹其死多也夫飲食起居當以此為戒　霍乱吐利熱多而渴五苓散　寒多而不飲水理中湯圓或有寒腹滿而痛四肢拘急轉筋下利者對理中湯加生附子官桂　吐利汗出發熱惡寒手足厥冷拘急甚脈沉細四逆湯　中暑霍乱煩燥大渴心腹撮痛四肢冷冷汗出脚轉筋香薷散千金云轉筋者閑理中湯加煆石膏　汗

後霍乱雖吐利已止而身痛不休少与桂枝湯吐利已止汗出四肢厥而拘急脉微欲絶通脉四逆加猪膽湯　霍乱通用藿香正氣散腹痛加桂痛甚去霍香加茱萸小便不利加茯苓瀉而不吐除湿湯加桂吐而不瀉除濕湯去蒼术加桂丁香　乾霍乱心腹作痛欲吐不吐欲下不下先以塩湯一盞頓服候吐出令透即以對理中湯倍加橘红与之凡氣痞于中不吐不瀉害人甚急可蘇合香圓

用枳殼散下或用藿香正氣散加官桂茯苓倍加枳殼大抵風雨寒濕邪自外入藿香正氣散除濕湯為要飲食居處邪由內發治中湯主之其或吐瀉不止面青厥冷來復丹研開水炙乾薑煎湯調下　大柴胡湯一證云發熱汗出不解嘔吐下利而心下痞者大柴胡主之此則非霍亂也

失音

失音發痙反張乃狐惑唇瘡啞似將風濕

血迷并舌卷更兼中暑語難通
言心聲也而聲音道路出於喉嗌肺六盖之
若風若痰若血若热与夫邪毒之氣伏於心
竅或滞於喉間皆令人失音或語短而聲塞
澀也活人書惟有痓病脉或傑倒風湿而下
諸家之正說附焉　痓證口噤頭搖瘈瘲不
語項強背直腰身反張有本條　脉或弦湿
暑也出食下部爲狐下唇有瘡其咽乾出食
其臟爲惑上唇有瘡其聲嗄有本條　風湿

内有一發後弱昏迷腹滿身重自汗失音下
利不禁白通湯加白朮甘草　血證心忪譫
語短眩冒迷忘詳見吐血下膿血條　厥陰舌
卷囊縮毒氣入臟或有不語此用小承氣湯
伏暑發熱汗渴暑入心胞絡亦或不語此用
小柴胡湯熱渴甚者用竹葉湯風纏喉嗌不
語細辛皂角末入鼻通關次用南星兩炮加
生薑紫蘇熟煎与之　失音亦須調導大小
便

怫鬱

怫鬱陽並聚体膚便堅為實噦為虛二陽

併病顏容赤火迫身黄惕惕如

怫鬱者陽氣蒸越形見於頭面体膚之間聚

赤而不散也其證則有異焉大便難而氣短

者實也汗下後而得噦者虛也若虛若實當

詳審之　小便不利時有微熱大便乍難怫

鬱時而不得卧此燥糞實也承氣湯主之

吐下後極虛而汗之其人怫鬱復與之水以

發其汗因血而喫此胃中空也桂枝人參湯
加茯苓　太陽初得病發汗不撤併歸陽明
續自微汗面色赤者陽明怫鬱也解肌湯主
之或汗又不撤其脈躁滿與麻黄湯　陽脈
浮陰脈濡弱者以火熏熨欲令汗出客熱因
火內劫驚惕外劫沸鬱並肌分目發者小柴
胡湯加黑豆與之

胃脘

胃因虛極有六陽經頭痛胸堅痛二陽吐汗

下餘苓桂术脈沈自利理中湯

冒者蒙冒之謂眩者眩運之謂上虛則眩諸

虛極而乘虛則冒二者皆相似眩其輕而冒

其重也婦人新產血虛挾虛必冒冒家自汗

則愈若少陰病下利止而頭眩時時自冒者

此虛極而脫也其與諸逆發汗劇者言亂目

眩設遇岐扁其能起之乎

太陽少陽併病頭項強痛或眩冒胸中痞鞕

刺大椎戒不可發汗少陽本經亦有目眩見

李倬　陽明傷風頭眩見發黄候　吐汗下後虛煩脉微弦沉緊心下痞脇下痛氣衝胷喉眩冒身瞤筋脉動惕久而成痿伏苓桂枝白术甘草湯　脉沉遲面微赤身微熱下利清穀者必鬱冒汗出從屬少陰理中湯甘草乾薑湯四逆湯隨經而用　太陽病若下之不食因復發汗以此表裏俱虛其人必冒冒家汗自出而愈　又痰飲眩冒厥逆少火易簡三生飲感濕頭重眩目暈蒼术除眩湯　金

遺曰產婦亡血復汗出多故冒又曰產婦欬

冒其脉微弱不能食大便堅蓋血虛則厥厥

而必冒此皆是虛也

心動悸

心悸三陽證則詳冀陰證徵諸冒涸湯冒旋

甘桂膶真武小建中兼炙草方

動悸多生於停水或陽氣尚弱心下虛空正

氣內動致之或汗下以後氣正內虛邪氣與

之搏擊而然也此蓋心悸而氣動其與驚悸

不同焉　太陽病小便利者以飲水多故心下悸小便少者必膀胱裏急也並用五苓散小半夏伏苓湯主之　陽明病壯熱往來心下悸小便不利心煩喜嘔小柴胡湯傷風往來寒熱或心下悸小柴胡湯　少陽病脈弦細頭痛發熱發汗之必讝語錯屬胃胃和則愈胃不和則煩悸而大便難屬調胃承氣湯然調胃承氣湯太峻證治論只用小柴胡湯糞難出者可加大黃炒燥者可入芒消些些少見

調胃承氣證以此法代之尤爲穩當　太陽發汗過多其人叉手自冒心心下悸欲得按者桂枝甘草湯　太陽病發汗不解仍發熱心下悸頭眩肌体瞤動振振欲擗地者真武湯主之或理中湯加茯苓　傷寒二三日心中悸而煩與小建中湯注云先煩而後悸者爲熱先悸而後煩者爲虛惟虛則小建中主之　少陽病耳聾目赤胸滿而煩妄加吐下則悸而驚可與小建中湯如有熱證可小

柴胡佳之 傷寒脈結代心動悸炙甘草湯
少陰四逆證其人或悸以四逆散加桂主之
心下水氣厥而悸者先治水茯苓甘草湯然
後治厥有本條不然水入胃必下利也 傷
寒多因吐下或火熏或溫針以致驚惕 太
陽病若下之胸滿煩驚小便不利讝語身重
難以轉側用柴胡牡蠣龍骨湯不可發汗。
風溫若用火熏以致發黃劇則如驚癇時時
瘈瘲此為逆也金匱風引湯

發狂

發狂面赤屢重陽葶藶丹底及大黃血證
身黃仍漱水尿多承氣地黃湯

陰邪併於陰則顛陽邪併於陽則狂傷寒熱毒在胃併入於心遂使神志昏亂言動急速而發狂也狂之發作少臥不飢妄語妄笑妄倨妄辯妄起妄行棄衣而走登高而歌甚則踰垣上屋皆獨陽亢熱使之非吐下不能止亦有當汗不汗瘀熱在裏下焦蓄血而狂

者小便必利特似狂而未至於狂耳其或熏熨迫汗灼艾燒針令人煩燥卧起不安則謂之火邪驚狂凡是數者多有傑倒若夫狂言直視旋溺自遺其與汗後熱多脉躁狂言不食智者宜心焉

重陽即陽毒脉實數狂走錯語煩燥乾嘔面赤咽痛潮熱發斑葶藶苦酒湯陽毒升麻湯梔子仁湯三黃湯大黃散升麻葛根湯加大黃狂走者水調服蒂末吐痰服蒂散亦可吐

血證也狂脉微而沉身黄唇燥漱水不欲下咽無寒热小腹鞕滿小便利大便微利而黑輕者犀角地黄湯重者桃仁承氣湯或抵當圓取盡黑物為効張云太陽病不解热結膀胱其人如狂而血自下下者愈若外不解可與桂枝湯外已解但小腹結急乃以桃仁承氣湯攻之大抵傷寒當汗不汗热蓄在裏热化為血故喜忘如狂　陽狂寒水石黄連末各一錢冷水調下皆効發斑妄語未可下者

龍胆草一物湯　火邪驚狂者醫家以火熏
熨迫汗及燒針灼艾而然也甚人亡陽煩燥
臥起不安金匱風引湯柴胡加龍骨牡礪湯
桂枝甘草龍骨牡礪湯柴胡加龍骨牡礪湯
又火劫腹滿微喘口乾咽爛或不大便譫語
用小柴胡湯黑豆解火邪湯

直視

直視無神不轉睛血氣少血汗猶輕遺尿
喘泄搖頭證脉濇猶衰並卒傾

水之精為志火之精為神五臟六腑之精皆上注於目病人邪氣極盛冒其正氣遂使神志不慧目不轉睛而為之直視傷甚至於直視譫語喘滿不救者多亦有反目倒竄眼睛目上騰此則陰絕雖曰陽引年亦不及計矣衄血不可汗汗之則額上陷脈緊急直視不能眴不得眠　少血無厥氣虛目力弱若又發汗亡陽則陰陽俱虛必至直視二者雖逆猶未甚也　狂言遺尿反目直視陰絕不治

直視讝語喘滿者不治下利者亦不治 搖
頭直視形如煙熏心絕不治 循衣摸床惕
惕不安微喘直視日晡潮熱下之後脈弦者
生脈濇者不治弦為陽濇為陰是陽病見陰
脈邪盛而正脫也 無表裏證目中不了了
睛不和大便難身微熱此爲直視蓋內實也
小承氣湯大柴胡湯類聚卷三十五傷寒门
九葉六十六至百二

傷寒類書卷之五

譫語

譫言脉數鄭聲虛胃實身和热有無下利
濕温并血證三陽合病各殊途

實則譫語虛則鄭聲經曰邪氣盛則實精氣奪則虛傷寒胃中热盛上乘於心心為热冒則神識昏迷呢喃譫妄此邪氣盛而譫言妄也若汗後若病久本音失而正氣虧則鄭重語散不知高下此精氣奪而聲不正也凡譫語

為熱獨語亦熱若狂語則其熱加多至於言亂惡罵又劇甚而難制矣大抵大熱入胃水涸糞燥必發讝語當下誤汗當汗過多亦發讝語讝語屬陽見陰證者逆讝語喘滿氣逆而上奔也讝語下利氣脱而下奪也真氣離絕謂之何哉

讝語為實脈洪數大便秘小便赤手足溫少與調胃承氣湯陽實讝語脈短促者不治甚逆冷而脈沈細者即死　鄭聲為虛脈微細

微

大小便自利手足冷用白通湯　胃實讝語
身熱汗多胃中燥大便硬或潮熱少與調胃
承氣湯大小承氣湯酌量用　身和讝語以
發汗多亡陽津液不和設之不可下只與柴
胡桂枝湯　下利讝語為有燥屎脈不數細
即須下之用小承氣湯讝語而利不止則不
治又汗出讝語為風也須俟其過經乃下之
濕溫苦妄言證有本條　瘀血讝語狂言漱
水大便黑小便多遍身黄小腹滿緣當汗不

汗蓄熱在裏熱化為血故尔輕者犀角地黄
湯重者桃仁承氣湯抵當圓 熱入血室譫
語昼静夜譫如見鬼状速与小柴胡湯稍遲
則熱入胃津液燥中焦上焦不榮必為血結
胸當針期門或脉遲身凉無熱胸滿如結胸
状亦刺期门若血熱犯於胃氣小腹急滿小
便自利喜忘如狂昼夜譫語抵當圓主之
三陽合病譫語脉滑實身重難以轉側口中
不仁面垢遺尿不可汗下少与白虎湯 發

少陽汗則譫語經云汗之則譫語甚謂有少陽也下之則額上汗手足逆冷謂下之早也

太陽病八九日下之胸滿煩驚小便不利譫語身重不可轉側柴胡龍骨牡蠣湯 發汗多亡陽譫語不可下柴胡桂枝湯主之 火劫譫語口乾煩燥喘滿小柴胡加黑豆

搖頭

搖頭直視似烟熏真病心家已絕根痓證反張并口噤頭中痛者戰而言

頭者諸陽之會陽脉有乖則頭為之搖動然有心絕而搖頭者有風盛而搖頭者有裏痛而搖頭者形證皆不類焉蓋陰根於陽陽根於陰陰陽互根氣血所以周流而無間若心絕則神去而陰竭陽獨無根不能自主是以頭搖經語謂陽反獨留形体如烟熏直視搖頭者此也至於太陽痙則風盛於上風主乎動是以頭搖經所謂獨搖頭卒口噤背反張者此也言而搖頭者頭中有痛言則痛

者下一字不清
疑虚字

甚痛則必揺低所謂揺頭言者裏痛也又謂
言者為虚不言者為実是也合是言之均是
揺頭目折兩分之曰実邪曰虚邪曰真病又
當明其臓否云　揺頭直視形如烟熏心家
絶也真病不治　太陽發痙揺頭噤口頷背
反張身熱足冷有本條　揺頭言者其裏有
痛言者　虚也可与如聖餅易簡芎辛湯

戦慄

戦動於身慄動心正邪勝負兩般寻振振

汗出將痊愈鼓頷虛寒病已深
戰慄皆陰陽之爭戰者身為之搖也慄者心
戰而搖也邪氣外與正氣爭則為戰邪氣內
與正氣爭則為慄戰者正氣勝慄者邪氣勝
戰則欲愈慄其已甚乎　振振汗解者蓋邪
氣欲出其人不虛故邪與正爭發為振戰正
氣勝則以汗而解矣　傷寒六七日欲愈必
振振汗出而解其有身不戰而但鼓頷心慄
者遂成寒逆　此陰氣內盛正氣內虛不能勝

文毅公安之謂

邪反為邪所勝者以四逆湯薑附湯併經文慄之理已明矣經云陰中於邪必內慄也又云邪中下焦陰氣為慄足脛逆冷便溺妄出此合用四逆湯薑附湯仍與養正丹

瘈瘲

瘈為引縮瘲為伸熱極風生併在經絡熱祛風猶可退火熏發表宜歸其

瘈則急而縮瘲則緩而伸病脈瘈瘲熱氣極矣熱極生風風主乎動故筋脈相引而伸縮

不寧傷亦 至於痙瘲疾勢過甚診視調理雖平不平內經曰太陽經者戴眼反折痙瘲汗出不流痙瘲之為絕證也如此 痙瘲最難療理既用滌熱祛風之劑以折其熱間有可活之者滌熱如柴胡山梔輩祛風如防風羌活輩是也 風温妄以火熏必然發黃劇則狀如驚癇時瘈瘲經云一逆尚引日再逆促命期設或為醫所誤只得與金匱風引湯大邪用黑豆解

筋惕身瞤

筋惕身瞤發汗多，酌量真武更無過。(左边)
動氣如經汗，此證難醫奈命何。

發汗過多，津液涸少，陽氣偏虛，筋肉失其所養，故惕惕瞤瞤而跳動也。張氏特設真武湯以救之。然本方不特溫經助陽而已，其間朮苓薑附皆於胃氣有關焉。素問云：脾中風則肌肉瞤。蓋脾主肌肉，胃為津液之海，是雖過汗，法當溫經助陽，又不可不以胃氣為本也。

雖然已經吐下而復汗汗下而復燒針曰之
尤甚逆也經曰傷寒吐下後發汗脈微心脇
疼痛虛煩眩冒氣上衝咽筋脈動惕者久而
成痿又曰太陽汗後復下表裏俱虛更加燒
針因胸煩面黄膚瞤者難治以其汗出如油
口噤肉戰伸吟喘促者不治然則吐汗下不
輕乎

陽氣之柔者養筋發汗過多病脈無陽筋必
戰動或虛人微取汗或傷風自汗妄用大青

龍湯便有厥逆筋惕肉瞤之證俱屬真武湯
羸甚去芍藥有熱證去附子尤在酌量
用之　若發汗證而腹中左右上下有動氣
者並不可汗若汗之即筋惕身瞤其左邊動
氣者尤不可汗發汗則頭眩汗不止筋惕肉
瞤其候最逆且先服防風白术牡蠣散次服
小建中湯十救一二　太陽病發汗不解發
熱心悸頭眩身瞤欲擗地真武湯　吐下後
心下逆滿氣上衝胸起則頭眩脉沉緊多根

桂去茯苓桂枝白朮甘草湯久而成瘻者通
用若心下滿痛兼與枳梗湯加茯苓甘草

不仁

不仁口腹及膚皮痛癢者溫覆不知正氣
重爲邪氣伏榮虛衛弱厥如尸
經曰諸乘者則爲厥鬱冒不仁蓋其血氣厥
少不能周流於一身於是正氣爲邪氣所伏
故肢體頑痺不知痛癢者溫厥如尸而鬱且
冒也苟其不仁脈或浮洪發喘無已水漿不

下汗出如油是氣絕於命门束手待尽而已
甘草乾薑湯桂枝芍藥湯加乾薑或桂枝麻
黄各半湯以意度用　少陰脉不至腎氣微
精血少寒氣上奔血結心下陽氣退下热歸
陰股与陰相動令其身不仁是為尸厥

不得眠

不眠陽證利而煩大汗膀胱胃裏乾吐汗
下餘煩懊憹热多热少數般看
素问云胃不和則卧不安所以不和者津液

乾焦熱邪煩燥陽獨盛而陰偏虛故亦盖夜以陰為主陰氣盛則目閉而卧安惟夫陰為陽所勝故終夜煩擾而不得寧所謂陰虛則夜爭者此也若陽虛而陰勝為又有夜靜晝煩之證耳　少陰下利而渴不得眠猪苓湯此停水也若二三日以上心煩不得眠黃連阿膠湯主之　太陽發汗後或大汗出胃中乾躁煩不得眠欲飲水者少與之胃和即愈若脈浮小便不利而渴五苓散　吐汗下後

心中懊憹虛煩顛倒不得眠梔子豉湯或酸棗湯　大熱乾嘔呻吟錯語不得眠黃連解毒湯凡陽毒熱病皆不得眠　下后發汗無大熱脈沉微不嘔渴無表證夜靜晝煩而不得眠乾薑附子湯　陽勝陰則狂眠乱夢用梔子豉湯陰勝陽則驚悸昏沉用酸棗湯瘥後不得眠者熱氣與諸陽相并陰氣未復故也梔子烏梅湯或易簡温膽湯加竹茹些可通用

多眠

多眠神思皆沉昏自汗風溫默默然狐惑

唇瘡沉細[illegible]太陽浮細亦嗜眠

陰邪勝陽人多昏默昏昏閉目者陰司闔也

默默不言陰主靜也多眠四證二者病在

經若太陽惡寒其脈浮細是陽氣未長復也

若狐惑淹沉毒得之下利則其亡陽可知矣

此亦以為陰勝說

風溫證尺寸俱浮自汗喘息體重不收嘿嘿

欲眠不可發汗可姜蘖湯病在少陰厥陰二
經 狐惑證四肢沉重咽乾聲啞上下唇瘡
害人甚急有本條 少陰證尺寸俱沉細但
欲寐急与四逆湯復其陽氣又少陰欲吐不
吐煩而多寐五六日自利而渴張氏無治法
若小便白者可用四逆湯張氏又云少陰病
脉微細沉多寐汗出不煩欲吐若實證五六
日自利煩燥反不得寐者死少陰證實難辨
雖治要在審詳 太陽證頭項痛惡寒嗜卧

脉浮細或胸脇滿者小柴胡湯脉但浮麻黄湯　胃傷風發黄嗜卧有本條

瘥後昏沉

瘥後昏沉似怔妖或時寒熱或時潮語言錯謬精神少毒在心胞汗未清

傷寒瘥後半月以來終不惺惺錯語少神或無寒熱或寒熱似瘧或潮熱頰赤醫以風魅治之非也是由發汗不盡餘毒在心胞絡間致之　瘥後昏沉不惺知母麻黄湯再取微

汗　瘥以勞復食復見下　以有熱悸　瘥以

胃脘餘熱虛煩而嘔竹葉湯加生薑　瘥後

喜唾不已腸上有寒理中圓　瘥後從腰以

下有水氣牡蠣澤瀉散　瘥後日暮微煩以

其病方瘥強与穀食而不消也節飲食則愈

飲酒後

飲以還數病復來悶煩口燥舌生胎妄言

不寐仍乾嘔解毒黃連湯妙哉

極陰無陽寒盛生熱古人以傷寒為大病大

病已後而與酒乎有勞復而發熱者有食復而發熱者飲酒取劇甚熱尤甚於勞食復也

傷寒已得汗解因飲酒而復劇頃間之燥乾嘔伸吟妄語不得睡黃連解毒湯龍膽草煎湯或青皮為佐

尋衣摸空

尋衣忘語熱晡潮下後陽弦瘧有瘀脈濇為陰伏不救發黃須要小便流

華陀云病人手循衣縫不治間有一二活者

幸也
吐下後不解多日不大便日晡潮热不惡寒
獨語如見鬼狀劇者不識人循衣摸空怵惕不
安微喘直視微者但發热譫語並用大承氣
湯下之若一服大便後脉弦者生脉濇者死弦
為陽濇為陰是陽病見陰脉也　太陽病用
火熏之以致發黄陽盛則欲衄陰虛小便難
陰陽俱虛身体枯燥頭汗及頸口乾咽爛腹
滿微喘或不大便譫語甚者喉噦循衣摸床

此證小便利則可治

百合

百合昏如祟物厭或時喜食或時嫌似寒
不冷熱無熱欲出雖行臥不恬

百合者百脈一宗舉皆受病無所謂經絡特
治也皆因傷寒虛勞大病之後臟腑不平變
而成此其狀似寒無寒似熱無熱意中欲食
復不能食默默欲臥復不得臥欲出行復
不能行紫朝口苦小便赤黃藥入即吐利也

病源所載證狀一同其脉微數每尿則頭痛者六十日愈若尿不頭痛但淅淅然者四十日愈若尿則快然而但眩者二十日愈百合知母湯百合地黃湯滑石代赭湯雞子湯百合洗方選用之

臟結

臟結無陽證白胎隂筋急痛引臍素然飲食全如故下利頻頻不可回

臟結者臟氣閉結而不復流布也一息不運

壤

機纖窮一毫不使穿壞判臟其可治矣外證有如結胸但飲食如故時時下利為異耳其脈寸浮關沉細而緊無陽舌胎陰筋引臍腹俱痛是也病人脇下宿有痞氣連於臍傍痛引小腹而入陰筋者名臟結於此而圖其痊治豈不難矣

臟結無陽證不往來寒熱或寒而不熱其人反靜舌白胎者皆不可下也蓋其邪未全成熱猶帶表寒可刺關元穴仍與小柴胡湯加

生薑

兩感

兩感膀胱對少陰頭疼口燥大而沉胃脾
肝證二三日脈證淺待准例尋

傷寒惟兩感不治兩感者半屬於陰半屬於
陽臟腑俱受病也一日太陽少陰俱病則頭
疼口乾煩滿而渴脈大而沉二日陽明太陰
俱病則身熱鼻乾讝語腹滿不食脈長而沉
三日少陽厥陰俱病則耳聾囊縮厥冷水漿

不入脈弦而沈或三日而僅或六日而作張
氏無治法但曰兩感病俱作治有先後發表
攻裏本自不同復鍾以意消息謂如下利不
止身體疼痛急先救其裏與四逆湯如不下
利但身體疼痛急先救其表與桂枝湯此為
治有先後其達權識變之論也謝復 釋張
氏治有先後之說亦以為陽先受病在乎表
則先解表陰先受病在乎裏則先救裏是亦
一意然先表去裏不可後先裏去表亦不可

淺也歟

蚘厥狐惑

蛔厥爲極及現中臟之胃冷吐長蟲咽乾聲啞名狐惑濕䘌唇瘡限數候

蚘厥證屬厥陰病家有此妄發其汗或汗後身熱又復汗之以致胃中虛冷故長蟲逆上飢不欲食食即吐蟲其作靜作時者蟲或上而或止也蟲聞食臭必出所以食則吐蟲也張氏有言厥陰爲病消渴氣上衝心飢不欲

食令則吐蛔吐蛔既出於胃必須有消渴之
證然蓋熱在上焦而中焦下焦虛寒無熱
耳設或大便鞕結是亦蘊毒使然又不可指
為探其但用生料理中湯加大黃入蜜以利
之白术乾薑所以輔大黃也　次法先服理
中圓次用烏梅圓若誤下之利不止則用四
逆湯又法理中圓加茯苓枳殼烏梅湯去加
括蔞根　脉或弦濕甚皆虛證也狀似傷寒
多因傷寒下利寒壞成之蓋腸中有熱入食

無多腸胃空虛故三蟲求食而食人之五臟
也其候四肢沉重並惡飲食默默欲眠目不
能閉舌白齒晦面目間赤白黑色變易不常
蟲食下部為狐下唇有瘡其咽乾蟲食其臟
為惑上唇有瘡其聲啞溫䘌傑例是雖調理
有方此越人所以追而驚也　治䘌桃仁湯
黃連犀角湯雄黃鋭散備用而已金液丹方
狀治溫䘌蓋䘌蟲蝕殺腹中諸蟲無陽去與之
　陰陽易陰陽文

陽易陰根腫痛深腹連腰膝痛為陰溫寒

脈躁重生熱陰與陽交汗莫禁

男子陽易婦人陰陽易病新瘥而動深慾也一名女勞復感於情欲亦然其候身重氣乏下腹疼痛頭不能舉忽不能立四肢拘急百節解散眼中生花熱上衝胸在男子則陰腫入裹腹內攻刺在婦人則裏急腰胯引腹俱疼紫手足拳攣其脈離經皆不可活或榮衛虛精髓竭俞俞少氣若蓆不能動搖欲引歲月

死呼内傷六氣外傷七情其為害若是歟

損脈離經一呼一至是為不足至脈離經一

呼三至是為有餘　燒褌散猳鼠糞湯竹皮

湯乾薑湯青竹茹湯當歸白朮湯以意揆用

陰陽交者溫病不得發汗若汗之後先大熱

狂言不食其脈躁疾是也大抵不治若脈浮

數則表證猶在可再汗之若脈沉實或狂語

則為胃實陽盛又當下之發汗後復熱通

用此例　再汗用桂枝湯　再下用承氣湯

陰毒陽毒

陰毒分明辨外然疾沉汗渴痛臍咽身斑
面赤多煩燥陽毒狂言洪數弦
陰氣獨盛陽氣暴絕則為陰毒身冷有汗其
脈沉細而疾是也沉而右疾者并有初病遽然而成
者有服藥數日變而成者蓋以腎氣極損先
冷傷脾內已伏陰外又感寒寒攻之或先感外
寒而後伏陰於內內外皆陰陽氣不守故爾
陽氣獨盛陰氣暴絕則為陽毒分熱無汗其

脉弦洪促數是也有初病遲然血成者有已
經吐下變而成者蓋以酒麵過度丹砂僭燥
腸胃極熱致之或病證屬陽誤投溫藥助熱
為邪內外皆陽陰氣不守故爾陰陽二毒皆
有頭疼微利之證抑陰用熱抑陽用寒固有
條例然此二毒隨氣逆上結伏於胃中皆令
人心下痛硬飢常法所能通也當急作規摹
以泄之陰毒泄則陽氣復陽毒泄則陰氣復
陰陽升降榮衛流行自然大汗而解矣若已

下已结迫至六七日间断不可活外證治法
詳于後篇　陰毒外證面目唇爪青黑口開
氣短咽喉不利手足厥冷身不甚極痛重冷
打撲或數慄而冷頭目似疾腰重背陰毒氣
攻心心下堅悶腹中绞痛外臂並臍下冷硬
頭上及手背間冷汗不止嘔吐下利燥渴陰
極發燥精神恍惚言已語醒酣睡聲音鄭重舌上
黑色陰病回陽服藥未透亦須外借火氣但
勾迫熁也生薑良薑觧解散寒邪發越陽氣

六要之藥也　陰毒沉細而疾身冷有汗陰毒甘草湯白朮散附子散正陽散肉桂散回陽丹返陰丹天雄散正元散退陰散金液丹一分選用之令陽氣復而大汗解矣　陰毒已深則灸氣海關元二穴以手足和為効仍以前須藥濟之若六脈附骨疾勢困甚者臍中用先灸後藥法方訣詳具于後凡治陰毒同陽氣乍復者皆生煩燥切勿誤投涼藥躁甚與返陰丹輩　陽毒外證身重大熱面目俱赤

無汗頭疼腰背四肢疼痛發斑如錦紋心下結悶煩燥咽痛喘急唾吐膿血下利赤黃小便亦赤黃錯語驚狂或走甚者舌卷而焦黑鼻如煙煤　陽毒脉洪促數身熱無汗陽毒升麻湯葶藶苦酒湯即米醋大黃湯梔子仁湯黑奴圓太乙牛黃膏用竹葉湯調下或研生地龍大者三條入生薑汁薄荷汁生蜜腦子各少許新汲水調灌下可選用之令陰氣復而大汗解矣陽毒大熱煩渴譫語赤斑衄

血不止白虎湯一服効　陽毒已深脉洪大
内外結熱舌卷黑鼻中如烟煤用新汲水浸
濕布數重搭於胸上須臾又換新水浸布漬冷
熱勢浸減即已之詳法于後　太師陳北山
方訣治陰毒心下結伏按之極痛大小便秘
澀累日用藥不下但出氣稍煖亦可療治急
取巴豆肉十粒研爛入麺一錢許捻作一餅
堅實安臍心立小艾炷灸五七壯覺腹中
鳴良久自通利其次用葱白一束緊札切作

數餅灸令温热貼於臍下以熨斗火熨其上續又易之漸覺体温即以五積散三錢附子末一錢薑七片棗二枚鹽少許水大盞煎七分温服連併二三劑即汗出而瘥又法以大蒜一枚搗研攪作餅子灸热置於臍心灸十壯大小便即通　治陽毒累經藥下不通結胷堅硬按之極痛或稍通而復再結喘促極热大燥狂乱即取大活地龍四條洗淨砂盆内研如泥入生薑自然汁少許蜜一匙薄荷

汁少許新汲水小盞調和徐徐灌盡漸覺涼快若熱燥者加膩子少許如未効再作一劑自然汗出而解或用竹葉湯調太乙牛黃圓灌下二盞灌藥少頃以手揉其心腸即得藥下　本事方灸結胸巴豆肉七粒黃連七寸搗細津唾調膏安於臍心艾灸其上不拘壯數以腹中有聲為効灸畢即以湯蘸軟帛拭之恐成瘡爛此方與集驗神功散一同陰陽二毒但有微氣者皆可灸臍間有聲即得汗

解　尚藥孫用和破結丹治陰陽伏逆變為
結胸五六日大便結攻之不及達之不可以
此方之用錫辰砂銀青礞石北亭脂肉豆蔻
木香官桂牽牛生黑附炮巴豆肉不去油各
半兩輕粉半分麝半錢金五箔右件將法醋
半升入朱砂附子牽牛三末熬成膏次入餘
藥末和勻圓如皂子大輕粉為衣每二圓薑
湯調下

陽證似陰陰證似陽

陽證為陰冷四肢消沉脈赤大便稀面紅
煩燥身微熱陰證為陽沉更微
陰極發燥熱極發厥物極則反也重陽必陰
重陰必陽寒暑之变也四肢冷小便赤大便
秘或糞色黑眼閉言動脈沉而滑謂之陽證
似陰面赤煩燥身有微熱眼閉穀熱脈沉面
微謂之陰證似陽欲知的定當推原及本證
色脈声辨以六經參以外證徐徐爲擬脈驗
之數遅之陰陽別矣 陽之体輕陰之体

重陰寒脉重陽寒脉輕　陽盛旦靜陰盛夜寧陽虛暮亂陰虛夜爭　陽證似陰白虎湯熱極生寒則四肢逆冷水或用承氣湯　陰證似陽四逆湯加葱白主之陰盛則燥下虛則面赤衰寒則分微熱也

陰盛隔陽

陰盛隔陽脉伏沉疾身冷大煩燥嗜卧泥水之中欲飲水而不欲入口者是飲水去私可服霹靂散火焰散丹砂圓亦効孫用和以半

兩黑附子一枚燒存性俱為末入真臘茶

一大錢匕和為二服每服水一盞蜜半匙煎

六分溫服躁止得睡汗出皆藥之驗也

小柴胡湯加減法

傷寒諸方惟小柴胡為用最多而諸家屢稱

述之蓋以柴胡半夏能利能汗凡半表半裏

之間以之和解皆可用也抑不知小柴胡非

特為表裏和解設其於解血熱消惡血誠有

功焉蓋傷寒發熱一二日間解撤又去其熱

必至於傷血不問男女皆然小柴胡湯內有黃芩柴胡最行血熱所以屢獲奇功但藥性差寒用之貴能加減今推明治法凡表發熱裏又有燥渴糞鞭熱證者是為內外俱熱小柴胡加大黃裏無熱證但發熱在表者小柴胡加桂桂主解表可以溫血所謂陰盛惡寒之甘辛發散者此也大黃主攻裏可以蕩滌血熱所謂陽盛內熱酸苦湧泄者此也是又別其解表以溫攻裏以寒之道是義若遇少陽本證

及無表裏證或表裏不分之證但依本方用之並不須加減此為正訣虛者少与尤在酌量人每見後學數輩治傷寒輒用當歸其意蓋為調血計不思一滯中脘二動痰涎三損胃氣而血熱又非當歸之所能除惑之甚矣不知熱入血室張氏特以小柴胡主之何哉雖然均是和解耳局方以和解散平穩之劑為和解張氏以小柴胡羌活之劑為和解意安在哉蓋局方和解散為尋常感冒和平

解散法也若夫熱在半表半裏汗不可汗又不可下非小柴胡一劑孰能内和而外解之乎然而學者亦不可以輕心而用小柴胡也脈之不審證之不詳縱横泛應執小柴胡以為公據脫竭汗者似陽其不誤人性命幾希矣甚者僅以小柴胡收功一二而乃不遵格法輕用大柴胡立意一差禍不旋踵吁可畏哉

傷寒結驚證

搖頭直視形如烟熏心絶 唇胎反青四肢
多汗肝絶 反目直視狂言遺尿腎絶 汗
出髮潤喘而不休肺絶 環口黧黑柔汗發
黄脾絶 汗出如油喘促無已水漿不下形
体不仁命絶 大發濕家汗則成痓熱而痓
不治 發濕温汗身青面變耳聾不語曰重
暍不治 發風温汗必譫語並不治 發風
濕中濕汗並逆 發動氣汗不治 發少陰
汗九竅出血曰下厥上竭不治 發少陽汗

則譫語　發汗止在頭面不至遍身鼻衄不

出者逆　發汗不至足者逆　諸逆發汗劇

者言亂目眩並不治　當汗無汗服麻黃盡

劑汗不出者不治　汗出如珠不流不治

汗出如油口噤肉戰聲吟喘促不治　汗後

脈吐水藥不入口者逆　熱病脈躁盛而不

得汗不治　汗後不為汗衰復大熱脈躁疾

狂言不食名陰陽交不治　忽冒昧無脈服

藥後汗解則生若無汗脈不至者不治　少

陰厥逆無脈服藥通脈其脈微續則生暴出

則不治　下利厥逆無脈灸之脈不回易不

温不治　少陰四逆下利惡寒而拳煩躁無

脈不治　下利日十餘行其脈反實者逆

少陽陽明合病下利脈長大而弦曰負不治

陽病見陰脈不治　發斑屬陽見陰脈不治

代脈不治　吐血衄血脈反浮大而牢不治

陰陽易脈離經外腎腫腹中絞痛手足拳

攣不治　欬逆上氣脈散者不治　譫語脈

反沉微四肢厥冷不治　脉陰陽俱虚熱不止者不治　七八日以上發大熱難治　舌本爛熱不止者逆　下利發熱或汗不止厥不止並不治　下利發熱厥逆燥不得眠不治　譫語直視或喘滿或下利並不治　譫語虚陽見陰證者逆　傷寒脉乍疎乍數不治　發斑先赤後黯面色黧黯不治　發斑大便自利不治　發黄面變黑不治　口乾舌黑不治　口張目陷不治　張口出氣乾

嘔皆欬熱痛者逆 咳逆不止者不治 心下
痞悶上氣喘急者逆 霍乱喘脹煩燥不治
溲下濕家額汗喘促或小便不利大便自利
不治 頭汗内外関格小便不利此為陽脱
不治 腹満咳逆不得小便不治 腹大満
而下泄不治 若脉浮緊而滑尤可慮 臓
結如結胸舌白胎陰筋引臍腹痛時時下利
不治 結胸證具加煩燥不治 臓厥七八
日発厥膚冷煩燥下利無時暫安不治 少

陰吐利厥逆煩燥不治　厥而下利反能食
者曰除中不治　四肢厥逆臍下絞痛不硬
眼定者逆　厥陰唇青舌卷黑而耳聾囊縮
不治　頭連腦痛甚手足俱冷不治　陰毒
陽毒過六七日不治　面赤不治　脈微咽
乾聲啞唇瘡不治　赤斑五救其一　黑斑
十救其一　尋衣摸空者逆

傷寒別名

清便自調自可謂大小便如常也　大便秘

腸澼利也之利和腸
澼為痔未之前同
也之澼有異字

而堅則曰鞕　小便不利小便少下利清穀
皆謂水穀不分　曰大便曰更衣　大便墜
小便利曰脾約　下利曰飡泄　腸澼謂痔
也　塞而口利曰鴨溏熱而利曰腸垢　傳
失氣謂氣轉而響時時失下即後分泄之氣蓋
腹中有積　大汗傷氣大下傷血或火劫逼
迫驚狂或尺寸脈緊而反有汗或發汗後汗
不止而漏風或陰痛本無汗而反有汗或其
脈浮遲緩弱不能作汗皆曰亡陽　吐汗下

過針以後其病不解曰壞病曰何逆 瘥以
更發熱曰遺熱 脉相剋賊曰負 兩手無
脉曰雙伏 一手無脉曰單伏 左關脉曰人
迎右關脉曰氣口 足趺上動脉曰衝陽 足之以
跟上陷中動脉曰太谿 婦人乳頭直下近
腹處曰期門 臍下一寸曰氣海二寸曰丹
田三寸曰關元 玄府即汗空也 臍間動
氣曰奔豚 筋惕肉動曰瞤 中暑曰中
暍 妄發濕溫汗曰重暍 渴欲飲水水入

即吐曰水逆　心下停水怔忪多無大熱頭
額微汗曰水結胸　乾嘔曰噦咳逆曰噦
目中不了了謂不明了也睛不和謂不和平
者常也　三月至夏方發病曰晚發
藥有六溫桐濟
黃連湯用乾薑黃連柴胡桂薑湯用黃芩薑
桂麻黃升麻湯用桂枝石膏返陰丹用附子
臟寒陰陽湯用乾薑黃芩与夫桂枝石膏湯
桂枝大黃湯乾薑黃連黃芩人參湯其藥性

孰當作熟

亦其藥性温。温以調陰，亦以調陽，蓋使陰陽

調而得其正。其有陽從上下而表怯者，陰從

當温而帶熱者，皆可以前例推之。亦當權其

冷熱重輕為之增減，斯可矣。雖然古之一分劑

與今之分劑多寡又不同焉。藥劑稱三四錢

為一服，水劑用一大盞，取七分為一劑，此亦

通今之論也。所謂劑藥不嫌生，温湯須要孰。

又當權衡於此云。

攝脉

傷寒治法據脈為要問證次之證外此脈亦
外此條例徑行若證熱而脈遲證寒而脈數
切不可自惑於倉卒須是略去外證專以脈
為主領其酌而調理之庶無差誤雖然偏陽
之脈又何取曰人稟陰陽二氣陰根於陽陽
根於陰往來流通而無間斷者也一或偏勝
百病生焉蓋偏陽則多熱偏陰則多寒偏陰
則六脈虛濡按之無力頗有細濡輕濡之狀
病主沉寒治當溫散人所易知若夫病脈內

外有熱其脉不數不洪但指下急濇而小隙
如枝條剝剝之狀此則為陽勝陰當用寒凉
之劑以解陽熱鬱伏之邪以行血熱凝滯之
毒不可錯認以為脉小脉虛誤以溫藥益其
疾也縱或嘔逆亦是熱邪乘虛熱氣閉陽斷
不可以溫脾之劑投之否則陰曆火積薪之
轍矣凡病皆當審斯

鑒者

傷寒證候須剖傳變傷寒之法儼乃人謹嚴非

可以輕心視之也其間種類不一條例法繁是固難矣至於陰極發燥熱極發厥陰證如陽陽證如陰脚氣似乎傷寒中暑似乎熱病與夫蓄血一證上熱下冷乍閑乍寒甚至四肢發厥昏迷悶絶凡此等類尤當審思而明辨之若疑似未别体認未明姑且試探切不可妄投决病之剂方匕雖微死生之係也謹之哉

藥方

本祖南陽活人書其詳見於傷寒百問

凡下證不日用圓子藥謂水銀硇巴粉霜之類作圓以爲拵下藥性有毒只取積滯傷動臟腑不能蕩滌邪熱以去病也

小兒傷寒證度如大人法但分劑少異其間用藥小冷耳類聚卷三十六傷寒門十葉一至三十一

產婦傷寒

或問婦人傷寒可得聞乎曰傷寒三百九十七條壹百壹十三方此張氏載然之業制也

卅三、六、四、晚十二時(一十二)立春前百日記之

於其證，則有其藥焉。嘗以男女為別，或要之
月事未來，產前產後，男子所無，請發明其蘊
以解世俗之惑。蓋婦人以血為主，發熱惡寒
經水適來，經日熱除而胸滿讝語者，是則邪
氣結於胸脇，當刺期門，隨其實而取之。傷風
經日續生寒熱，發作似瘧，而經水適斷者，是
則血結而不行，當以小柴胡湯散之。所謂治
之而愈者也。至於傷寒發熱，經水適來，晝
醒暮讝，如見怪狀，是則熱無留邪，熱隨而散

所謂不治自愈者此也前列吐血下血兩條併以犀角地黄湯桃仁承氣湯抵當湯圓之類言之詳矣抑產前產後治法將何擇焉曰產前安胎產後消瘀於是遵依條例斟酌輕重而條理之安胎者何桑寄生阿膠續斷爲要藥也如桂枝半夏桃仁大黄陰脂及燥熱等藥則不可輕用也消瘀者何川芎蒲黄赤芍藥生地黄爲要藥也如肉補攔住敗血之劑則不可輕進也朱氏以阿膠桑寄生人參

而当作為

度当作錢

茯苓白术等為細末糯米飲調劑為孕婦安
胎以紅花当歸官桂芍藥甘草半之薑棗同
煎為解表消痰以蔥白生薑大劑濃汁為產
前發散以小柴胡湯去半夏和解熱入子宮
鄭稽中以枳殼防風当度甘草炒為末之過正
服主大便秘澀又以參耆等当活真可活人然
則產婦證治觀此可以問津索塗矣雖然知
安胎則不可不調氣知消痰則不可不扶虛
枳殼香附陳皮以調氣也当歸川芎黃耆人

參以扶虛也退热則柴胡芍药解肌則紫蘇
乾葛溫陽則麻仁枳殼助陽則乾薑良薑其
間採摭雖未備古人之經驗而甘辛為陽酸
苦為陰皆不越古人之意姑存之篇末以便
學者之觀覽云 類要卷二百三十婦人門二十五藥六十六至六十八

卅三、二、九、午刻補录此條